ESSAI
SUR LA PHTHISIE
PULMONAIRE,

En réponfe à cette queftion de la ci-devant Académie des Sciences, Arts & Belles-Lettres de Dijon :

« Déterminer d'après l'obfervation, à quel période
» & dans quelles efpèces de Phthifie pulmonaire, il
» convient de donner la préférence au régime fort
» & tonique, fur le régime doux & tempérant, &
» réciproquement. »

PAR F. E. FODERÉ, Médecin de
l'Armée d'Italie.

Differt enim Corpus à Corpore, ætas ab ætate, &
affectio ab affectione, & anni tempus à tempore in que
ægrotaverint. Hippocr. de Morb. Lib. 1. Sect. 11.

A MARSEILLE,
De l'Imprimerie de JOUVE et COMPAGNIE,
rue Montée des Accoules.

An IV.

MOTIF DE PUBLICATION
DE CET OUVRAGE.

J'Avois envoyé cette Differtation au Confeil de Santé qui l'a jugée pouvoir être utile, ainfi qu'on le verra par la lettre fuivante que je publie, pour donner plus de confiance à cet écrit. J'ai tâché de perfectionner la partie des fauffes Phthifies & Phthifies fymptomatiques, ainfi que le Confeil l'a demandé; quant au ftyle, je demande grace, pour lui, à mes lecteurs; & comme on ne peut jamais faire le bien affez tôt, je me fuis empreffé de faire imprimer à mes frais, fans attendre un avenir toujours incertain.

CONSEIL DE SANTÉ.   ÉGALITÉ.   LIBERTÉ.

SÉANCE du 19 Pluviôfe.

N.° 3.

Paris, le 19 Pluviôfe, an 4me. de la République Françaife, une & indivifible.

LE CONSEIL DE SANTÉ

Au Citoyen FODERÉ, *Médecin de l'Armée d'Italie, à l'Hôpital Militaire de Marfeille.*

SI le Confeil de Santé, Citoyen, a différé fi long-tems de vous répondre relativement à votre Effai fur la Phthifie Pulmonaire, c'eft que le rapport qu'en avoient fait les Commiffaires chargés de l'examiner, & inffpiré à chacun des Membres du Confeil le défir d'en prendre connoiffance par une lecture particuliere.

Nous partageons aujourd'hui l'opinion avantageufe que nos Collègues avoient conçue de votre ouvrage. Le Plan en eft bien ordonné, les dévèlopemens en font méthodiques ; les traits qui caractèrifent les différentes efpèces de Phthifie, y font tracés avec autant de clarté & de précifion que le comportait la difficulté du fujet. Appuyé fur les principes de la faine phyfique & de la philofophie, votre mémoire nous paroît propre à bannir du traitement de la Phthifie pulmonaire, plufieurs préjugés que l'ignorance & la routine ont accrédités. Que de remedes n'a-t-on pas imaginé pour combattre cette funefte maladie ! mais leur multiplicité même eft une preuve de leur infuffifance. Le phyficien éclairé compte bien plus fur un régime adapté à l'âge & au tempéramment du malade, que fur ce vain fatras de médicamens ; il cherche à ramener, dans l'exercice de l'art de guérir, cette fimplicité conforme à la nature & qu'a tant recommandée le pere de la médecine. C'eft fur ces principes que vous avez bafé votre differtation.

Nous ne devons cependant pas vous diffimuler, en rendant à l'enfemble de votre travail, le tribut d'éloges qui lui eft dû, que la fin, c'eft-à-dire les articles qui traitent des fauffes Phthifies & des Phthifies symptomatiques ne font pas autant foignés ni auſſi bien foutenus que les autres parties. Il vous eſt auſſi échappé dans le cours de l'ouvrage, quelques négligences de ſtyle qu'il vous fera facile de corriger. Le zèle qui vous anime pour les progrès de l'art, vous portera fans doute, à donner vous-même à votre Eſſai le dégré de perfection dont il eſt fufceptible, & à y ajouter furtout quelques obfervations pratiques. Alors nous inviterons le Gouvernement à le publier par la voie de l'impreſſion. L'utilité que nous croyons devoir en réſulter, fera la récompenſe la plus agréable à votre cœur. En attendant nous plaçons cette piece parmi les ouvrages qui méritent un rang diſtingué dans la collection que nous nous propoſons de mettre au jour.

SALUT ET FRATERNITÉ.

COSTE, A. BROUGNIART, PELLETIER, BECU, RUFIN, GROFFIER, VERGER, Secrét.

DIVISION DE L'OUVRAGE.

1.ere SECTION.

2.de SECTION.

SECTION PREMIERE.

CHAPITRE PREMIER.

DE LA PHTHISIE PULMONAIRE
EN GÉNÉRAL.

§. 1. LA question que nous allons aborder eſt une preuve ſenſible des progrès qu'a fait l'art de guérir dans ces derniers tems ; battus, comme les autres membres de la ſociété, par les orages de l'opinion, les Médecins ont beaucoup imaginé, ont beaucoup écrit ſur la matiere qui les concerne, ils ont donc dû commettre beaucoup de fautes, en même tems qu'ils ont dû faire beaucoup de bien ; amenés enfin au port par le goût des ſciences exactes, ils ont ſenti la néceſſité de ſoumettre les divers ſyſtêmes à l'analyfe , & d'en féparer les parties difcordantes avec l'impartialité & le calme de la raifon ; or ce moment , pour le fage , eft celui d'où doit dater l'époque la plus glorieufe de la médecine , & la plus heureufe pour l'humanité , furtout dans des maladies auffi dangereufes que difficiles , telles que la phthifie pulmonaire.

. Ici commence la fcience , où finiffent les élans de l'imagination, où le génie créateur fe foumet à l'examen froid & circonfpect du jugement ... Ce terme , unique fanctuaire de la vérité , oferai-je croire l'avoir atteint ? aurai-je été affez impartial avec moi-même pour féparer les préjugés qui fe font identifiés, pour ainfi dire , avec mon être moral, d'avec les données certaines qui doivent feules nous guider ? .... Auffi n'entre-je en matiere qu'avec une grande défiance de mes forces , pouffé par le plus vif des befoins , celui de foulager.

. 2. En vain ferions-nous faifis de la difficulté qu'on a toujours trouvé, dès la plus haute antiquité , à guérir la maladie dont nous nous occupons , & ferions-nous dégoutés par les remedes innombrables, la plupart contradictoires les uns aux autres , qu'on lui a oppofé ; la découverte imprevue de tant de vérités cueillies dans les champs de l'erreur , nous engageroit encore à errer, fi l'on veut, avec les autres, pour tâcher de jetter quelque jour fur les variétés de cette maladie, & en adoucir du moins les rigueurs, s'il ne nous eft pas poffible de la guérir entiérement.

3. Cet efpoir confolant de diminuer les horreurs de la Phthifie, & d'en reculer le terme fatal, je crois que le vrâi Médecin eft toujours fondé à l'avoir, toutes les fois qu'il eft appellé à tems, qu'il a bien caractérifé la maladie & la conftitution de fon malade, & que celui-ci eft docile; il eft même permis de douter fi l'idée affligeante de l'impoffibilité de la guérifon n'eft pas encore, dans beaucoup de cas, une erreur du jugement, née de trop de confiance dans les autorités, & de trop de pareffe à analyfer les fyftêmes.

Quoiqu'il en foit, cette idée doit avoir été fouvent funefte, en faifant préférer à la cure radicale un traitement palliatif, timide & ufé, tandis que dans un art qui exige prefque toujours la promptitude de l'exécution, il eft, plus d'une fois, indifpenfable de s'écarter des routes ordinaires avec cette confiance qui n'eft ni la témérité de l'ignorance & de la préfomption, ni l'audace de l'empirifme, mais la fermeté de l'homme fage & éclairé qui eft fort de fa confcience.

Pour motiver ce doute, réduifons à leur valeur réelle les raifons principales qui rendent fi fouvent la médecine purement paffive & expectante, dans le traitement de la Phthifie pulmonaire.

4. Ce qui rend, dit-on, la guérison de l'ulcere pulmonaire si difficile & même impossible , c'est : 1°. le mouvement continuel des poumons, qu'exige l'exercice de la respiration. 2°. Une acrimonie d'une nature particuliere qui entretient l'ulcere , lequel entretient la fievre hétique , & réciproquement. 3°. La difficulté qu'il y a à faire parvenir à l'ulcere les remedes néceffaires à sa guérison.

5. La premiere difficulté ne me parroît pas concluante; car pour qu'elle le fut, il faudroit que toute plaie aux poumons fut abfolument incurable; or nous voyons tous les jours des plaies confidérables faites à ces organes, par des corps étrangers, céder aux foins de la bonne chirurgie, & il n'eft pas rare d'obferver auffi la guérifon complete des fuppurations à la fuite de la pnéumonie : fi à ces faits inconteftables , il faut ajouter les lumieres du raifonnement, je dirai, qu'excepté les cas de refpiration trés-difficile, ce feroit à tort qu'on concevroit une idée monftrueufe du mouvement des poumons néceffaire à leurs fonctions; une éponge defféchée & expofée dans une atmofphère humide , fe renfle fucceffivement fans que l'œil de l'obfervateur apperçoive un mouvement fenfible dans quelqu'une de fes parties; expofée de nouveau dans une étuve, elle reprend fon premier volume avec le même calme que quand elle abforbait le fluide aqueux; il en eft ainfi des

poumons : chaque petite veſſicule bronchiale reçoit l'air qui la dilate ; ſon poids eſt partagé également par une infinité de petites forces preſque nulles priſes individuellement, mais dont la réunion forme le prodige continuel de la reſpiration ; ainſi le voyageur acheve tranquillement ſa carriere ſur un chemin raboteux qui n'a pas troublé ſon ſommeil, parce que le mouvement eſt devenu nul pour lui, après s'être partagé à toutes les fibres des reſſorts de ſa voiture.

Je ne veux pas dire que quand une bonne partie des poumons eſt ulcérée, alors le mouvement de la reſpiration ne ſoit un des principaux obſtacles à la guériſon ; mais je le regarde preſque nul dans le cas d'un ſimple petit ulcere, parce que cet ulcere ne détruit qu'une très-petite partie des forces ; au lieu que dans le premier cas, les forces de tant de parties détruites devant être ſupportées par ce qui reſte de ſain, le total doit éprouver une plus grande ſomme de mouvement.

6. Je paſſe à la ſeconde difficulté rélative à une acrimonie ; l'acrimonie eſt une bonne arme aux yeux du vulgaire toutes les fois que nous rougiſſons d'avouer notre ignorance ; mais pourra-t-elle ſupporter les regards de la raiſon, quand il s'agira de la caractériſer ? excepté dans le cas, où la Phthiſie eſt le ſymptôme de quelque vice connu, & dans le cas du chapitre VIII de la premiere ſection de cet ouvrage, qui a peut-

être même un rapport direct avec le fcorbut, je ne vois pas que le pus que fournit la phthifie effentielle foit différent du pus que fourniffent les ulceres ordinaires ; la couleur bleue ou noire qu'ont quelque-fois les crachats, ne peut établir une différence, puifqu'elle eft commune à l'état fain, comme à l'état malade : feroit-ce la fievre hétique qui établiroit cette différence ? mais quoiqu'on en dife, elle différe peu de la fievre ordinaire de fuppuration ; elle a par chaque révolution diurne deux rémiffions & deux redoublemens, parce qu'elle fuit les progreffions de la collection du pus qui fe fait dans les vomiques & qui s'abforbe, & que fon intenfité eft en raifon inverfe de l'expectoration ; elle fe termine par les fueurs, parce que tel eft le type le plus ordinaire des paroxifmes fébriles diftincts, & que les fueurs font toujours comme la force du fujet ; le phthifique tombe dans le marafme, parce que tel eft l'effet d'une fievre deftructive fans ceffe entretenue.

7. Il eft vrai, 1.° que des auteurs célébres mettent une grande différence entre la fievre de fuppuration & la fievre hétique, ce qui fembleroit annoncer que cette derniere doit être entretenue par une acrimonie particuliere. 2.° Que d'autres nient que la fievre puiffe être produite par la fimple abforbtion d'un pus de bonne qualité, & 3.° Que d'autres, émules des anciens, regardent la

fievre hétique comme une maladie essentielle.

Quant à moi après avoir mis les plus grands soins à l'observer, je n'ai pas trouvé cette différence aussi marquée, & quoique dans la fievre hétique pulmonaire, il y ait une rémission réelle, toujours néanmoins il reste dans le pouls une tension & une fréquence, avec chaleur séche, caractere de la fievre hétique; tout au plus, il peut y avoir des différences du plus au moins, rélatives à la grandeur des foyers de suppuration, à la nature des organes qui suppurent, & à la forme des foyers, car ceux qui sont enkystés ne prêtant à l'absorbtion que quand ils sont remplis, doivent produire des effets différens de ceux qui sont sur des surfaces plates & ouvertes de toute part.

La seconde difficulté ne peut tomber que dans les cas de très-petite suppuration à l'extérieur, hors desquels elle est contraire à l'expérience journaliére : *Ettmuller* cite même un cas, d'après *Lindanus*, dans lequel cette fievre étoit produite par la suppuration que causoient plusieurs cauteres, laquelle cessa aussitôt que ces cauteres furent fermés (*).
J'ai vu, au contraire, un ou deux cas de grande suppuration, dans lesquels cependant il n'y avoit point de fievre, mais nous ne pouvons tirer de ce

---

[1] Prat. génér. Fievre hétique.

fait & de celui de *Lindanus* qui lui eft oppofé, d'autre induction, finon que la mobilité & la fenfibilité des individus variant à l'infini, on peut trouver dans la pratique, des cas particuliers hors des regles générales, fur lefquels on auroit tort de fe bafer, celles dictées par l'obfervation la plus conftante, devant être la bouffole du praticien judicieux.

En mettant à part tout fyftême, il n'eft pas difficile de décider par le fait fi la fievre hétique eft effentielle ou fymptômatique, & de fe ranger de l'opinion des grands maîtres de l'art, d'aujourd'hui, qui la regardent comme fymptômatique; (*) je me fuis rangé de cet avis, parce qu'ayant ouvert plufieurs cadavres de perfonnes mortes à la fuite de la fievre lente, j'ai toujours découvert les fignes d'une inflammation préexiftante dans quelque vifcére; fi nos anciens maîtres fe font opiniâtrés à en faire une fievre idiopathique, il eft permis de croire qu'ils y ont été entraînés par l'autorité de Galien, puifque les plus judicieux d'entre eux étoient forcés d'avouer qu'elle eft fouvent la fuite de quelqu'inflammation intérieure; voici à ce fujet les propres paroles d'Alexandre de Tralles : « *Infpicito autem num etiam* » *hectica marafmodes jam excitata ex affecta particula* » *primario duxerit originem, etenim ex inflammatione*

_____

» *jecoris, ventris, mefaraei, renum & coli, adhæ*
» *ob diuturnas uteri, thoracis, pulmonis, fepti* ·
« *transverfi, & aliarum partium inflammattone pro-*
» *venire folet.* (*) » On pourroit même auffi douter
fi les anciens n'ont pas pris pour la fievre hétique,
des fievres intermitentes mafquées, & d'un type
non décidé ; ce qui prête à cette conjecture, c'eft la
maniere avec laquelle certains médecins traitoient
les fievres lentes, & quelque fois, heureufement, au
rapport de *Celfe* ; ils employoient une médecine
téméraire & violente, défapprouvée par les fucceffeurs
d'*Hippocrate*, avec laquelle, ils fixoient la fievre,
& changeoient la maladie (**). Or cette méthode
incendiaire auroit-elle eu fucceffivement des fecta-
teurs, & n'auroit-elle pas été continuellement meur-
triere, s'ils avoient eu à traiter la véritable fievre
hétique ?

8. Il eft vrai auffi qu'un auteur récent, refpectable
d'ailleurs, le Docteur *Reid* a prétendu que la fievre
hétique n'eft pas due à l'abforbtion du pus ; parce
que cette abforbtion n'a pas lieu, les glandes
lymphatiques par où il devroit paffer, n'en étant
pas tuméfiées, ainfi qu'il arrive lorfqu'une abforbtion
quelconque a lieu ; mais cette affertion qui peut

(*) Alex. Tr., L. XII., C. IV., pag. 161, éd. Hall.
(**) Celfus., L. III, C. IX.

tenir à l'envie d'établir un nouveau fyftême, ne
fauroit m'arrêter dans une queftion de fait, parce
que j'ai vû ce que nie l'auteur ; je veux dire les
glandes des aiffeles tuméfiées dans la phthifie pulmonaire ; l'année paffée encore, j'ai foigné à une
campagne, près d'Embrun, un phthifique qui les avoit
extrêmement gorgées, & qui peut-être, vit encore.

Cet auteur attribue la caufe de la fievre hétique
& des fymptômes qui l'accompagnent à la rétention
de la matiere perfpirable (*), pulmonaire, compofée
de la matiere fluide de la perfpiration, & de
l'excedant de *Phlogiftique*, fuivant lui, où de *Carbone*
fuivant les Pneumaticiens modernes, & il en déduit
une théorie très-ingénieufe pour expliquer quelle
eft la caufe majeure & principale de la fievre
hétique pulmonaire ; « laquelle, dit-il, diminue
» infailliblement d'intenfité, fitôt que la perfpiration
» pulmonaire eft completée au moyen des pores
» de la peau. Pag. 107. »

Auffi moi, j'ai tenu à la théorie moderne fur les
principaaux ufages de la refpiration ; les expériences
faciles qui prouvent la préfence d'un gas acide dans
les fluides qui fortent dans l'expiration m'avoient
féduit, & la première fois que je lus la Doctrine du

(*) Effai fur la nature & le traitement de phthifie pulmonaire. Par T. Reid, ch. v. Lyon, 1792.

Docteur

Docteur Reid, j'en fus vivement fatisfait ; mais l'obfervation de plufieurs faits importants qui ne fe font pas trouvés d'accord avec elle, m'a bientôt forcé de l'abandonner ; en effet, fi la rétention de la matiere perfpirable étoit la caufe de la fievre hétique & des fymptômes qui l'accompagnent, il ne devroit jamais y avoir plus de fievre que dans les cas de deftruction totale, ou de la prefque entiere def-truction des poumons, à la fuite des échimofes de ces vifceres, puifqu'alors toute la matiere perfpirable feroit retenue ; les paroxifmes fébriles devroient être terminés par une fueur, au moins, auffi abon-dante que dans la fievre hétique pulmonaire ; néan-moins cela n'eft pas : j'ai ouvert plus de trente cadavres de perfonnes mortes, fans fievre aigüe, dans lefquels j'ai trouvé les poumons entiérement gorgés d'un fang rouge, fans aucune trace de pus ; que dis-je, j'en ai ouvert un, dans la poitrine duquel il n'y avoit que des caillots de fang à la place des poumons, les vaiffeaux aériens & fanguins flottans au milieu, & qui avoit expiré fans fievre marquée, & prefque fans gêne dans la refpiration (*). Or, ces malades n'avoient pendant leur exiftence, ni fievre

---

(*) Voyez mon mémoire fur l'épanchement du *Cruor* dans le tiffu cellulaire des poumons, envoyé au Confeil de Santé à Paris, le 24 thermidor, an 3.

B

fenfible , ni fueur , au contraire leur peau étoit
féche , & ce n'étoit guère que vers les quinze derniers
jours de leur vie , qu'on commençoit à appercevoir
de la fréquence dans leur pouls ; à plus forte raifon ,
la rétention de la perfpiration ne peut-elle produire
un effet auffi conféquent dans un ulcere circonfcrit
des poumons dont la majeure partie étant faine ,
peut facilement perfpirer en plus , ce que la partie
malade perfpire en moins , d'après une loi très-
connue de l'économie animale.

9. Au contraire, l'obfervation conftante a prouvé
que toutes les fois qu'il y a du pus dans les poumons,
qui n'eft pas expectoré, la fievre hétique a lieu,
conféquence naturelle que c'eft au pus renfermé &
abforbé que font dûs & la fievre & les autres
fymptômes qu'on attribue à une acrimonie étrangere
& inconnue.

10. La troifieme difficulté du paragraphe 4. s'éva-
nouit d'elle-même , en réfléchiffant que ce n'eft pas
l'art qui guérit les plaies , mais que c'eft la nature ,
ou la force de la vie ; l'art ne fait qu'écarter les
obftacles qui , par l'irritation ou l'atonie qu'ils
produifent , s'oppofent à la guérifon ; quelle raifon
fuffifante nous engageroit donc à voir différemment
dans les plaies de l'intérieur, que ce que la bonne
chirurgie voit tous les jours dans les maux externes ?
fi l'application immédiate de certains remedes fur les

plaies intérieures étoit indifpenfable, jamais elle n'auroit plus d'effet que dans les cas de bleffure profonde, où l'on emploie les injections; mais l'art a réduit à leur jufte valeur ces réfultats d'une fauffe analogie, & fi par fois, il eft obligé de les employer, il compte moins fnr leurs qualités particulieres, que fur leurs effets méchaniques (*). Loin donc d'être furpris & arrêtés par cette troifieme difficulté, nous fommes forcés de reconnoître que tous les remedes anti-phthifiques n'ont qu'un effet fécondaire & fouvent par *confenfus*, & que la vraie marche à fuivre dans le traitement de la phthifie, fe trouve dans le difcret menagement des forces du malade, dans la prudente direction du régime, & le fage éloignement des obftacles qui écartent la guérifon de l'ulcere, parmi lefquels le pus amaffé en eft fans doute un principal. §. 6 & fuiv.

11. Heureux fi l'amas de pus étoit l'obftacle le plus difficile à furmonter! mais il en eft malheureufement de bien plus puiffants & qui forment la vraie difficulté qu'on éprouve à guérir certaines phthifies. Rendons ceci fenfible par un exemple famillier: indépendamment des cachéfies particulieres, ce qui s'oppofe le plus à la guérifon des ulceres extérieurs,

---

(*) Prix de l'Académie de Chirurg. Mém. fur les injections

B 2

ce font les callofités qui les environnent, & les
corps étrangers qui les pénétrent ; ces fubftances,
par l'irritation qu'elles produifent, amenent à la
partie un afflux d'humeurs continuel ; nous n'avons
rien de mieux à faire alors que de les détruire par
les moyens les plus sûrs & les plus expéditifs, en
faifant d'une plaie fcabreufe & inégale, une plaie
fimple, plate & unie. Il en eft de même dans les
ulceres du poumon ; ce n'eft pas quand ils font
fimples, qu'ils font difficiles à guérir, mais c'eft
quand ils font accompagnés de tubercules, d'adhérences & de corps étrangers qui font là le même
effet que produifent ailleurs les callofités, qu'ils ont
réellement une malignité d'autant plus défefpérante,
que l'art n'a pas ici les mêmes moyens pour les
enlever, comme dans les maux foumis aux opérations
de la main.

De là il eft facile de déduire les cas dans lefquels
la phthifie eft fufceptible de guérifon, & ceux dans
lefquels on peut en douter, ceux, où il eft permis
d'employer le traitement curatif, & ceux, où il eft
prudent de ne recourir qu'au traitement palliatif
méthodique ; je dis méthodique, car encore ici la
routine ne vaut rien ; quand le Médecin a vu qu'il
n'eft pas prudent d'entreprendre la cure radicale,
mais qu'il faut fe contenter de brider le cours impé-
tueux de la maladie qu'il a à traiter, la gloire de

l'art n'éclate pas moins dans le choix de la méthode qu'il faut suivre, « *Ubi me Hercule*, dit élégamment
» Arété, *in magna animi conſtantia diu præſtanda,*
» *auxiliis variandis, jucundis citra-noxam ægro con-*
» *cedendis, ipſoque decipiendo, medici virtus atque*
» *excellentia dignoſcitur* (*).

13. Après avoir tâché de réduire à ſa juſte valeur la maladie dont nous parlons, il n'eſt pas indifférent de jetter un coup d'œil rapide, mais impartial, ſur le catalogue immenſe des traitemens qu'on lui a oppoſé, & qui ne ſont que trop une preuve ſenſible du peu de progrès réels que nous avons fait en cette partie. J'ai lu & médité tout ce qu'en ont écrit les peres de la médecine, (*Art. Méd. principes.* Edit. *Haller*), mais je ſuis forcé d'avouer que ces grands hommes nous ont laiſſé bien peu de données capables d'aſſurer notre marche d'une maniere diſtincte. On trouve, il eſt vrai, dans leurs écrits tous les divers traitemens que le deſir de ſoulager & la crainte de la mort ont pu ſuggérer, & qui depuis eux ont ſucceſſive-ment été donnés pour nouveaux; mais ils ſont mêlés de tant de confuſion, qu'il n'eſt pas toujours facile d'en faire une juſte application, ce qui a favoriſé la création de pluſieurs ſyſtêmes ſouvent contradictoires les uns aux autres, & dont les auteurs ont trouvé, en tout ſens,

(*) De Cauſ. Diuturn. affect. L. 1. Cap. 1.

des citations respectables, en leur faveur; en serons-
nous étonnés dans ces tems reculés ; quand un des
suivants fidelles de la doctrine hippocratique, & à
mon avis, un des plus judicieux, *Alexandre de
Tralles*, après avoir très-bien distingué une maladie
& le tempéramment du malade, & après avoir
accusé *Galien* de confusion, finit lui-même par
proposer un grand nombre de formules, sans aucun
discernement ?

De là, les uns ont considéré la phthisie comme
une plaie qu'il faut absolument consolider par le
repos & le régime adoucissant, & ils ont mis au
premier rang le lait & certains bouillons faits avec
des substances glutineuses, la plupart indigestes; ils
ont combiné avec ce régime, pour imiter les cauteres
actuels des anciens, les cauteres temporels & différents
exutoires (*); d'autres, transportant à l'intérieur certains effets méchaniques que produisent à l'extérieur les
résines & les absorbans, ont recommandé intérieure-
ment les baumes & l'eau saturée de chaux; c'étoit
aussi là la pratique des anciens; les résines & les
gommorésines entroient dans toutes leurs pastilles
pectorales; *Caelius Aurelianus* qui a fait un chapitre
exprès pour prouver que ni les alimens ni les
médicamens ne peuvent entrer dans les poumons,

_____

(*) Christh. Bennet. Exercit. Dianoct. C. XXIX & theat.
tabid.

employoit néanmois ces remedes des maux externes pour les maladies de ces viſceres, tant eſt grande la force de l'habitude !

Parmi les fauteurs des réfrigerans, un anonyme a reſſuſcité dans les actes d'Edimbourg une méthode déja conſeillée par Celſe [*] & dès long-tems abandonnée, celle de faire des fréquentes ſaignées pour évacuer le ſang gâté, & pour diminuer la fievre, & par une contradiction inſigne, de prévenir l'hydropiſie & la foibleſſe qu'un ſemblable réfrigerant doit produire par le kina & autres corroborants ; le délabrement des forces dans le dernier degré de la phthiſie ne l'effraye pas, il veut encore qu'on inſiſte alors ſur la ſaignée. Ce qu'il y a de plus remarquable dans cette doctrine, c'eſt que deux grands hommes, *Mead* & *Pringle*, l'ont adoprée.

14. D'autres dégoûtés du mauvais ſuccès du régime tempérant & adouciſſant, ont pris violemment une route contraire, & ne ſe ſont attachés qu'aux corroborans ; & parmi ces derniers, *Mathieu Salvadori,* Médecin du Tirol, a tellement enchéri ſur cette méthode, que s'appuyant ſur quelques paſſages des écrits de l'école de Gnide (**), il eſt allé juſqu'à

(*) L. III. C. XXII.
(**) Hippocr. De morbis, L. II., C. XVI. De locis in homine, ſect. II., C. VIII. De intern. adfection. C. XIII. (Edit. Haller.)

recommander indistinctement comme spécifiques dans cette maladie, le bon vin bu à long traits, le jambon & autres alimens salés, les longues courses, &c.; il a appuyé le tout par des expériences & des observations (*), & il a eu sa part des applaudissemens qu'est toujours prête à donner la tourbe des médicastres avides de nouveautés.

Je ne dois pas même dissimuler que je sais que cette méthode remise en vogue par *Salvadori* a eu des succès; mais il ne faut être initié qu'à demi dans l'art de guérir pour juger en quels cas elle a pu être utile, & dans quels cas de vraie phthisie pulmonaire elle est indubitablement funeste; qu'on n'en accuse pas les écrits d'*Hippocrate*! En lisant tout au long le chapitre dont la citation a été tirée, on verra les cas dans lesquels le régime corroborant est conseillé, & ceux où il ne prescrit que des adoucissans, où il ordonne même de ne rien faire : pourquoi ceux qui étayent leurs systêmes de quelques passages de ses ouvrages, ne nous font-ils jamais part que de leurs succès?

15. D'autres enfin ont donné la préférence au régime sudorifique en employant les remedes reputés tels comme le guaiac, &c., ou les fumigations pour lesquelles ils faisoient même usage de l'orpiment;

_____

(*) Del morbo tisico, Torino, 1789.

ainfi que le recommandent quelques anciens & après eux *Riviére* & *Criftophle Bennet* : on ne peut cependant accufer ce dernier ni d'enthoufiafme ni d'empirifme, car à travers fon ftile barbare, on entrevoit un grand fond de jugement, & j'ofe le dire, la réponfe qui convient à ce programme.

16. Des auteurs d'une grande réputation, tels que *Torti*, *Morton*, *Werlhof* & *Quarin* ont prétendu avoir retiré de grands fuccès du quinquina ; *Bergius* & d'autres recommandent le *lichen iflandicum*, foible remede pour un fi grand mal ; les eaux minérales, furtout celles qui contiennent du fer & de l'alun, ont auffi eu leurs éloges ; fans compter les recits puériles d'*Avicenne* qui dit qu'une femme s'eft guérie avec de la conferve de rofes, d'*Hoffman* qui nous apprend qu'un débauché a eu un fuccès pareil en mangeant une grande quantité de fraifes, de *Riviere* & de *Pierre Simon* dont l'un donne des éloges pompeux aux pommes rainettes, & l'autre aux raifins paffes ; de *Soulzius* & de *Muzel* qui mettent leur confiance dans les courges & les concombres, & fans parler des fables de *Tulpius*, *Cardan* & autres.

Les Alchimiftes & les Chymiftes ont auffi donné leurs remedes ; on connoît le fameux Oxide d'Etain de *Poterius* ; l'oxide d'antimoine, l'acétite de plomb, les yeux d'écreviffes, les perles préparées, le foufre, &c. &c., ont été recommandés avec chaleur par

Vanhelmont & fes fuivants ; enfin , la chymie étant devenue plus fubtile , l'oxigêne & l'acide carbonique ont auffi trouvé leur place pour guérir la phthifie ; ô fanatifme ! . . . .

Tous ces auteurs, s'ils n'ont pas donné l'exemple de la plus grande crédulité, ont au moins prouvé que, même avec des lumieres, il eft fouvent aifé de confondre d'autres maladies avec la vraie phthifie pulmonaire.

17. Je ne dois pas oublier *Thomas Reid* dont j'ai déjà parlé ; fa méthode confifte à employer les émétiques à différentes reprifes : c'étoit auffi la méthode des anciens dans des cas particuliers (*) ; elle peut être très-utile & très-pernicieufe ; j'en parlerai dans la fuite , parce que je l'ai employée, & que fondée fur la raifon, elle me paroît mériter une place diftinguée parmi toutes les autres méthodes.

18. Cependant , il faut l'avouer, entre ce grand conflict d'opinions, la plupart des malades ont fuc- combé ; mais fi ces diverfes méthodes ont échoué plus d'une fois entre les mains qui les ont employées

---

(*) Hippocr. De morbis. Cap. XIV , XVII , & feq. De intern. adfect., C. XIII & feq.

Caelius Aurel. morb. chronic., L. V., C. X.

Ettmuller, pratique génér. la phthifie.

succeſſivement, combien il feroit injuſte d'en accuſer l'art, plutôt que l'ignorance ou l'inattention du médecin qui n'a pas ſu diſtinguer les cas où elles peuvent excluſivement être employées, & ceux où elles ne conviennent pas, d'où l'on peut à juſte titre dire de ces divers traitemens ce qu'*Alexandre de Tralles* diſoit des remedes pour la fievre quarte : « *Multas varias que deſcriptiones ab ipſis (veteribus)* » *proditas invenire licet : quin & diviniſſimus galenus* » *ea memoriæ prodidit : ſed nulla videtur uſus* » *diſtinctione : unde plerique, quum eis quæ titulo ipſa* » *promittebant perſuaſi, deinde non exquiſita diſcretione* » *exhibuiſſent, maximæ offenſionis & periculorum* » *auctores extiterunt* ». (*) Car, n'en doutons pas, & j'eſpere de le démontrer, chaqu'une de ces méthodes a ſon cas particulier, où elle eſt ſalutaire & hors duquel elle eſt nuiſible ; toute la ſcience conſiſte à le trouver : ſi elles ont été ſi ſouvent ſans ſuccès, nous devons l'attribuer : 1.º à ce que leurs auteurs ne ſe ſont pas aſſez attachés à décrire l'eſpece de maladie, & la conſtitution du ſujet auquel elles conviennent : 2.º c'eſt que les ſymptômes & les conſtitutions individuelles varient, à chaque cas, & qu'il faut cependant, pour réuſſir, les ſaiſir & les traiter relativement : 3.º enfin nous devons attribuer

---

(*) L. XII., Cap. VI. De quartana.

nos mauvais fuccès au défaut de ce jugement exquis qui, plus que la fcience, caractérife le vrai médecin, & qui, au milieu des principes généraux, fait faifir les nuances les plus imperceptibles : nous mettons fouvent, à la place de ce jugement, une habitude de conduite qui a befoin du hafard pour réuffir, qui nous fait croire d'avoir guéri la phthifie là, où elle n'étoit pas, & qui ne fait pas la voir là, où elle exifte réellement, partageants fouvent, pour ainfi dire, par une lâche condefcendance, les illufions des malades qui ayant, à jufte titre, le nom de phthifie dans la plus grande horreur, diffimulent tant qu'ils peuvent, & à eux-mêmes & au médecin, tout le danger de leur état.

Ainfi, fi profitant des fautes d'autrui & des nôtres, nous fommes bien pénétrés qu'il n'eft aucun remede abfolu pour la phthifie, mais que tous font relatifs aux circonftances, où nous nous trouvons ; & fi nous avons bien caractérifé ces circonftances, je ne vois pas pourquoi la médecine rationnelle ne mériteroit pas ici comme ailleurs une jufte reconnoif-fance ; d'où il eft facile de comprendre de quelle importance eft la queftion propofée par l'Académie deDijon, puifque c'eft dans fa folution que fe trouve tout l'art de réuffir en traitant la phthifie.

19. Nous ne nous attacherons donc pas exclufive-ment aux fauteurs du régime réfrigerant, ni à ceux

de la diete corroborante ; nous n'emploirons pas toujours l'équitation pour fuivre *Sidenham*, le lait, les émultions , &c. pour imiter *Bœrrhave*, où le régime échauffant pour imiter *Salvadori*, mais nous fuivrons la marche des diverfes phthifies pour employer tantôt l'une , tantôt l'autre de ces différences de médecine.

En conféquence, nous divifons les maladies aux-quelles on a donné vaguement le nom de phthifie, en trois grandes claffes: phthifie vraie, phthifie fymptomatique, & fauffe phthifie , & comme c'eft de la connoiffance de ce qui conftitue proprement la phthifie vraie ou effentielle, que nous pouvons la diftinguer des autres, nous commencerons par décrire les fyptomes dont l'enfemble compofe la maladie nommée phthifie pulmonaire, & dont les unités ne font que fimuler cette maladie, quoique dans le fait elle n'éxifte pas; nous reduirons cette pre-miere claffe en efpeces , d'après le nombre des caufes connues qui peuvent la produire, & nous jetterons enfuite un coup d'œil rapide fur les deux autres, de maniere à les faire reconnoitre, & apprécier par là la valeur des remedes qu'on a cru improfre-ment pouvoir guérir la vraie phthifie.

20. L'académie de Dijon a très-bien fait d'ajouter, *d'après l'obfervation*; car le raifonnement feul nous conduiroit bien loin fans nous faire atteindre le but; cependant, comme il eft impofible qu'un homme

feul puiffe avoir un très-grand nombre d'obfervations
éxactes, & qu'il puiffe fe fier affez fur fon jugement
pour prononcer de lui-même une décifion fur des
chofes auffi obfcures , il eft inévitable d'employer
auffi les obfervations d'autrui & de les comparer avec
les fiennes propres pour en tirer une induction auffi
certaine qu'il fe peut ; c'eft ce que je me fuis
propofé de faire dans cette differtation ; je joindrai
en une feule maffe ce que j'ai obfervé en dix années
de pratique & ce qu'ont obfervé les auteurs anciens
& modernes que j'ai médités ; & comme par l'écoulement du tems fixé pour la réponfe, (les académies
ayant été fupprimées avant l'époque où le concours
devoit avoir lieu) je ne fuis plus aftreint à me
conformer ftrictement au feul titre du programme,
je prendrai en même temps la liberté , quand le
cas y fera, d'énoncer mon opinion fur l'utilité ou
l'inutilité de certains remedes qui m'ont paru devoir
le plus fixer l'attention des praticiens.

21. J'euffe défiré pouvoir faifir & diftinguer avec
exactitude tous les divers tempéramens, tant en ce
qui regarde les fluides que les folides ; mais la phyfique
des fluides animaux étant encore dans fon berceau,
il eft difficile de pouvoir établir des regles fixes d'après
elle, à moins de tomber dans les erreurs galéniques,
ou de n'avoir que des données de fuppofition ; j'ai
donc été obligé de m'attacher au *ftrictum* & *laxum*

des folides, en tenant compte de la mobilité & de l'irritabilité de la fibre animale chez les divers individus, car, c'eft à peu près ce que nous avons de plus certain fur les tempéramens ; en déterminant l'état particulier des malades placés dans l'un de ces extrêmes, il fera facile de faifir toutes les nuances intermédiaires, dans l'application des regles de pratique qui les concernent.

CHAPITRE II.

DESCRIPTION de la vraie Phthifie Pulmonaire, pour fervir de définition.

22. A. **A**Maigriffement & foibleffe avec la toux & une expectoration purulente, accompagnée d'une fievre nommée hétique, du genre des rémitentes, & compofée ordinairement de deux redoublemens & de deux rémiffions; le premier redoublement a lieu à midi environ, & fe termine, environ, à cinq heures du foir ; le fecond commence à peu près vers ce tems, & fe continuant jufqu'à minuit & & fouvent jufqu'à deux heures du matin, il fe termine par une fueur ordinairement générale, & quelquefois

particulicre à la tête, & à la poitrine, d'où il résulte pour le malade un état de bien qui dure jusqu'au prochain redoublement de midi, & que même les alimens ne troublent pas. La seconde rémission, celle de cinq heures du soir, environ, est beaucoup plus courte, & moins complette.

B. Cette fièvre est souvent accompagnée de quelques frissons, ou d'un sentiment de froid tantôt général, tantôt seulement le long du dos.

C. Le pouls durant les redoublemens, est petit, serré, & précipité ; dans l'intervalle des redoublemens, il est également petit & tendu, & rarement sans un peu de fréquence.

D. La peau durant la fievre est séche & brûlante, surtout à la peaume des mains & à la plante des pieds.

E. Le visage est ordinairement pâle, excepté les pommettes lors du redoublement. La conjonctive est d'un blanc perlé.

F. Les urines déposent un sédiment briqueté & furfuracé qui reste toujours suspendu dans le fluide, qui le colore sans cesse, & qui ne se précipite qu'en partie.

G. L'appétit, les facultés de l'ame & celles de la génération ne diminuent pas de vigueur en proportion de la perte des forces de tout le corps.

H. Le malade est ordinairement très-sensible au froid

froid & à tous les changemens de tems, il eft facilement fuffoqué par les exercices un peu violens, & par une quantité d'alimens plus grande qu'à l'ordinaire.

J. Quelquefois, mais pas toujours, l'infpiration & l'expiration ne peuvent fe prolonger long-tems, & elles font accompagnées d'un fon aigu qui fe fait fentir dans l'intérieur de la trachée, près du fternum.

K. Quelquefois auffi, le malade reffent une douleur dans la poitrine, qu'il dit correfpondre à une ligne droite tirée d'un point du fternum, au corps de la vertebre oppofée.

L. Souvent il ne peut fe coucher fur l'un des côtés de la poitrine; d'autre fois, ce n'eft qu'un fentiment de mal-aife qu'il éprouve dans toute cette partie.

23. Tels font les fymptômes dont l'enfemble annonce réellement la préfence de la vraie phthifie pulmonaire. La connoiffance des antécédens, celle de l'état du fujet & de fa difpofition à cette maladie, confirment le diagnoftique, & indiquent quelle efpece de phthifie l'on a à traiter.

24. Il eft vrai que ce n'eft là que le fecond dégré de la maladie & qu'il paroît qu'en bonne règle, j'aurai dû parler auparavant de fon premier période; mais j'avois à caractérifer une maladie au point, où elle en eft vraiment fufceptible, & où nous pouvons encore lui porter remède; il m'a donc fallu la pren-

C

dre dans son période le plus faillant, & anticiper
par là fur fon premier dégré dont j'ai fait un chapitre
à part, fous le nom de difpofition à la phthifie.
dans le fait, fi plufieurs fymptômes du fecond dégré
même de cette maladie fe confondent quelquefois avec les caracteres d'autres maladies bien
différentes, telles que celles qui appartiennent aux
profluvia, aux *névrofes* & aux *cachéfies* (*) & ce
d'une telle maniere qu'on peut fe tromper facilement
dans le diagnoftique, à plus forte raifon doit il être difficile de prononcer fur l'exiftence de la phthifie quand
la fievre hétique & l'expectoration purulente n'ont
pas encore paru, d'autant plus qu'il eft rare qu'à
cette époque, les médecins foient confultés ; d'autre part, comme les fymptômes qui indiquent le
premier dégré de la phthifie ne font, à proprement
parler, que la difpofition à cette maladie, il convenoit auffi d'ifoler ce période, & de le méditer à
part, parce que le traitement qu'il exige eft différent, & que c'eft de fa direction que dépendent le
plus dans la fuite, la fûreté du malade & les fuccès
du médecin.

Il eft d'ailleurs quelques phthifies, telles que celles
qui viennent à la fuite d'une maladie aigue, qui
commencent directement à ce fecond dégré.

_____

(*) Nofolog. de cullen.

25. Je n'ai non plus pas fait mention du troisieme dégré de cette maladie, dans lequel les bouffissures, la diarrhée, la chute des cheveux, la courbure des ongles, la puanteur des crachats, leur suppression, &c., &c. n'annoncent que trop aux moins experts la nature & la violence de la maladie ; la phthisie étant alors infiniment au-dessus de tous les efforts de l'art, ne peut plus être le sujet de cette dissertation; il est clair, qu'à cette époque, il ne faut plus au malade que des consolations qui soutiennent l'espérance qui heureusement ne l'abandonne pas, & l'emploi de quelques faibles moyens à opposer, suivant les circonstances, à la violence des symptômes les plus urgens.

CHAPITRE III.

Des différentes espèces de phthisie vraie.

26. LEs différentes causes qui produisent la phthisie pulmonaire ne font, à proprement parler, qu'une seule maladie, je veux dire un ulcere aux poumons; mais comme elles rendent cet ulcere plus ou moins

C 2

rebelle fuivant qu'elles font externes ou internes, paffageres ou permanentes, & fuivant qu'elles font favorifées par les dimenfions de la poitrine du malade, il eft néceffaire de donner à cet ulcere une dénomination analogue à la caufe qui l'a produit, parce qu'en voyant d'un coup d'œil & la caufe & l'effet, il eft facile d'établir le traitement qui convient, & de juger des réfultats.

27. Ces caufes font très-variées; on en peut voir l'énumération chez les différens auteurs qui ont écrit fur cette matiere, & furtout, dans la phthifio- logie de *Morton* ; je ne parlerai ici que des phthifies vraies que j'ai obfervées, qui font les plus ordinaires, & les mieux connues. Telles font :

La phthifie à la fuite de la pnéumonie.

La phthifie à la fuite des adhérences de la plèvre aux poumons & aux côtes, après les maladies de ces parties.

La phthifie à la fuite des tubercules.

La phthifie à la fuite de l'hémophthifie.

La phthifie à la fuite de l'écoulement d'une férofité falée dans les poumons.

La phthifie à la fuite de l'abforption des matieres terreufes, volatiles.

La phthifie à la fuite de l'afthme.

CHAPITRE IV.

Phthifie à la fuite de la pnéumonie.

28. L'Inflammation s'étant terminée par la fuppuration , l'indication qui fe préfente confifte à évacuer
le pus pour prévenir la fievre hétique, §. 6 , à déterger l'abcès & le cicatrifer, opérations que la nature
fait , tantôt feule , tantôt aidée par un art falutaire.

Pour parvenir à ces fins , nous devons d'abord con-
fidérer deux points effentiels ; 1°. L'âge du malade &
fon tempérament , c'eft-à-dire, s'il eft d'une fibre
molle ou rigide ; 2°. fi c'eft le commencement de la
fuppuration , ou fi elle dure déja depuis un certain
tems.

29. Si la fievre continue , & fi le malade eft bien
conftitué, jeune, fanguin, & doué d'un ton fuffifant ,
gardons-nous de l'augmenter ; la fièvre , la toux & les
forces du malade fuffiront pour remplir les indications
ci-deffus ; les bouillons plus ou moins nourriffants,
les boiffons délayantes & légérement chaudes, le
repos , le fommeil & les fumigations émollientes font
feules indiquées , & doivent être dirigées prudem-

ment fuivant que la fievre & les forces fe foutiennent, obfervant toujours de fe tenir dans ce point de milieu fi néceffaire à la guérifon des maladies , furtout des maladies chroniques. Les toniques & les échauffans, loin de convenir , troubleroient la fuppuration , & allumeroient une fièvre dangereufe.

30. Le pus qui formoit la vomique étant évacué, & l'abcès ayant dégénéré en un fimple ulcere , il refte toujours la même indication, de déterger & de confolider , d'empêcher par conféquent que le pus qui s'y forme journellement ne faffe de nouveaux clapiers en féjournant trop dans un tiffu auffi lâche ; dans les maux externes, l'expérience nous a appris de nous hâter de faire l'ouverture des abcès qui fe font formés dans certaines parties très-molles , telles par exemple , que les environs de l'ânus, &c., & même dans les parties fpongieufes des os ; comment concevoir qu'on n'ait pas appliqué cette règle de pratique dans les maladies des vifceres , & furtout des poumons?

31. Nous devons donc ne pas ceffer d'entretenir les forces naturelles , pour évacuer ce pus, non à tout inftant , mais aux intervalles convenables ; car tout comme il eft inepte de panfer trop fouvent les ulceres extérieurs qui fourniffent du bon pus , autant eft-il dangereux d'exciter de trop fréquentes excréations dans les plaies des poumons.

Or, quelles que foient les forces de notre malade ,

il eft naturel qu'il fe trouve affaibli actuellement &
par la maladie antécédente, & par la diette ; nous
lui donnerons donc des alimens plus nourriffans ;
nous lui permettrons même l'ufage très-modéré d'un
bon vin vieux trempé ; nous le tiendrons dans un
air ni trop fec, ni trop humide; nous l'engagerons
à un exercice modéré ; & s'il le faut, nous accom-
pagnerons ce régime de légers toniques qui en fortifiant l'eftomac & tout le tube inteftinal, commu-
niqueront aux poumons un ton fuffifant pour fe
débarraffer du corps étranger qui gêne leur action,
nous rappellant fans ceffe cette maxime de pratique
de *Cælius Aurelianus* : « *Sed omnibus communiter*
» *convenit fortitudinem per nutrimenta præftare, facile*
» *enim correctio partium depulfa paffione fit, cum*
» *corpus fuerit naturali fortitudine poffeffum* (*).

Nous n'éviterons pas moins les fommeils trop
longs que les fommeils trop courts; & fi à leur iffue,
l'expectoration naturelle n'eft pas fuffifante ; nous
pourrons employer de tems à autre quelques expectorans efficaces & appropriés, tels que ceux qui
agiffent en excitant la naufée; nous conduifant tant
dans l'emploi de ces remèdes, que dans celui
du régime & de l'exercice, d'après la confidération
minutieufe des divers dégrés de force que le malade

(*) Morb. Chronic. L. V. C. X.

acquiert chaque jour, & par cette méthode, la plaie du poumon se cicatrisera peu-à-peu, & nous éviterons l'ulcere chronique, c'eft-à-dire, la phthifie.

C'eft ainfi que dans les plaies extérieures qui dégénerent en ulcere, nous confultons le ton de l'individu en général, & de la partie affectée en particulier ; nous le modérons, s'il eft trop grand, nous l'augmentons, s'il eft trop faible ; & par cette conduite feule, nous obtenons la guérifon de ces ulceres que l'aveugle routine entretient éternellement.

32. Mais le malade qu'on nous confie n'ayant pas été traité ainfi dès le commencement, le pus n'ayant pas été convenablement évacué, ou de nouvelles inflammations s'étant fuccédées, il eft attaqué de la fievre hétique & de tous les fymptômes de la phthifie, §. 22 ; je fuppofe auffi fa conftitution la même que celle dont il a été parlé, §. 29 ; quelle méthode fuivrons nous ?

La nature fera confultée ici, comme ailleurs, c'eft-à-dire, nous obferverons les forces du malade, & nous tacherons de les rendre fuffifantes à l'expectorations du pus ; car, je ne me lafferai jamais de le répéter ; je ne conçois pas d'autres moyens de faire ceffer la fievre hétique & les fymptômes qui l'accompagnent, qu'en évacuant le pus dont la préfence entretient l'ulcere & en forme d'autres ; mais commen exciterons-nous l'expectoration , fi le malade n'a pas la force d'expectorer ? En vain emploierions-nous les remedes les plus puissants, nous ne ferions que l'opprimer , sans le soulager.

C'est donc encore à entretenir un ton convenable, que doit confister toute notre médecine; & comme les bons alimens font les meilleurs toniques possibles, pourvu qu'ils fe digerent bien , (ce qui est plus commun dans cette maladie que dans toute autre) & que les premieres voies foient nettes , (ce à quoi il faut toujours faire attention) c'est dans leur administration fagement ordonnée, §. 31 , que nous mettrons toute notre confiance , avec d'autant plus de raifon qu'il est en notre pouvoir d'en modérer ou d'en augmenter l'action, fuivant l'état des malades , évitant également la faibleffe comme la trop grande force qui pourroit produire des inflammations nouvelles , moins faciles cependant à naître , qu'on le penfe , ainsi que je le démontrerai plus bas.

33. L'expérience de tous les fiecles & l'anatomie comparée qui démontre que les dents & les inteftins de l'homme font l'enfemble des dents & des inteftins des animaux carnivores & herbivores , indiquent affez qu'il a befoin de fe nourrir des alimens tirés des deux regnes ; les alimens tirés uniquement du regne animal donneroient ici trop de ton; les végétaux feuls n'en donneroient pas affez , de plus nous favons

qu'ils font laxatifs & flatueux, qualités qu'il eft indifpenfable d'éviter dans la maladie dont nous traitons; nous combinerons donc ces deux genres d'alimens; nous leur unirons même, fi le malade y eft accoutumé, l'ufage modéré du vin trempé; nous adminiftrerons, s'il le faut, quelques amers, & les remedes cités, §. 31, & s'il faut infpirer au malade plus de confiance, nous permettrons auffi certaines infufions innocentes, pourvu qu'il ne s'y livre pas trop.

Par là nous entretiendrons le fyftême des fécrétions dans un équilibre parfait, les organes de la perfpiration, de la tranfpiration & des urines feront dan l'état convenable pour charrier hors du corps les matieres qui lui font devenues hétérogênes; nous parerons à l'inconvénient des trop grandes fueurs; les poumons, confervant leur ton & leur irritabilité fe débarrafferont fucceffivement du pus qu'ils renferment; la nutrition fe fera, & l'ulcere fe fermera infenfiblement, ou s'il ne fe ferme pas auffi vîte que nous le voudrions, la fievre hétique, au moins, difparoîtra, parce que les vaiffeaux voifins de l'ulcere ayant repris leurs fonctions ordinaires, l'abforption du pus n'aura plus lieu, & il ne reftera qu'une *fontanelle* avec laquelle les malades paffent des longues années de vie, crachant journellement du pus, fans autre inconvénient, & donnant au monde des enfans très-fains, ainfi que je pourrai le prouver par plufieurs obfervations trop longues pour être détaillées ici.

34. Que font auprès de cette heureufe fimplicité, des moyens d'un genre oppofé, tels que les bouillons de tortue, de grenouilles, &c. les courges, les huileux, les émulfions, le lait de divers animaux, le petit lait, &c. &c. employés par la routine & fouvent fans difcernement, avec lefquels l'homme peut végéter, il eft vrai, mais fans force & fans vigueur, mais avec l'empâtement & la langueur des organes fecondaires, enfin avec un demi exercice des fonctions néceffaires à fon exiftence active? fans doute il eft des cas, & nous en parlerons, où l'homme qui aime la vie quelle qu'elle foit, doit fe contenter d'une exiftence paffive, & où quelques-uns de ces moyens font feuls indiqués; mais je ne crois pas que ce foit ici.

35. Encore moins ces moyens conviendroient-ils à un malade déja âgé & d'une conftitution inverfe à celle dont nous avons parlé précédemment, & que la maladie antécédente a encore contribué à affaiblir; le découragement de l'ame, la pâleur & la bouffiffure du vifage & des extrêmités, la langueur du pouls, la gêne de la refpiration, les füeurs, &c. annoncent évidemment que le traitement doit commencer par les analeptiques dès le principe même

de la fuppuration , & qu'on doit y infifter opiniâtré-
ment jufqu'à la fin de la maladie.

Ici, le bon vin, le Kina, un air fec, les fumigations féches & aromatiques , les fommeils courts ,
la déclamation , les frictions, les alimens légérement
ftimulans , & toutes les fubftances , foit alimen-
taires , foit médicamenteufes qui peuvent par leur
arôme ftimuler les nerfs de l'eftomac , d'où , par
Confenfus, l'action des poumons eft elle-même augmentée , tout cela dis-je , & autres analogues étant
fagement combinés & gradués fuivant les circonftances,
font parfaitement indiqués , & conduifent le malade
à pouvoir enfuite fe livrer aux exercices prolongés
de l'équitation qui peuvent achever la cure.

C'eft dans ce cas , que les vomitifs dont ont tant
parlé les médecins de l'école de Gnide , §. 17 , &
le Docteur Reid après eux , ont fouvent de véritable
fuccès ; dans quatre cas pareils, chez des phthifiques
à fibre molle , j'ai employé la teinture *d'hypécacuana*,
de trois en trois jours , & je n'ai pas eu à m'en
repentir.

36. Je n'ajouterai qu'une réflexion aux raifons
que j'ai déja apportées pour prouver l'avantage de
cette méthode , conftatée d'ailleurs par l'obfervation
de la guérifon de ces fortes de phthifiques dans les
campagnes, où ils font livrés à la nature feule , &
de ceux à qui les médecins l'ont prefcrite , c'eft que

l'ulcere du poumon long-tems continué dans un corps flafque & appauvri par les remèdes & la ténuité du régime , reffemble fous beaucoup de rapports à ces vieux ulceres qui affectent les claffes pauvres du peuple qui ne prennent que des mauvais alimens ; les guériffeurs ordinaires, après avoir employé en vain leurs onguents, les accufent de fcorbut, d'état écrouelleux , &c.; ils ont beau mettre en ufage les remedes ufités pour le traitement de ces maux, l'ulcere ne change pas ; le hafard offre-t-il un homme habile, fecondé par la bienfaifance , qui ordonne des bons alimens & des toniques ; l'ulcere difparoît.

37. Mais, objectera-t-on, la force du cœur étant augmentée par un fang rendu plus vivace & plus copieux , ne nous expofons-nous point à une nouvelle inflammation & à l'hémorragie?

Ce feroit nier des faits qui font la bafe de tout ce que nous favons fur l'économie animale, que de nier que le fang de ceux qui fe nouriffent bien & qui font doués d'une certaine force, a une plus grande vélocité que le fang des valétudinaires & des chlorotiques ; mais il n'en réfulte pas la conféquence néceffaire de l'inflammation ou de l'hémorragie ; il en réfulte, tout au plus, une difpofition à ces deux états de maladie , difpofition qui fe change rarement en réalité d'après la feule caufe produite par la qualité ou la quantité des aliments.

En effet , les injections anatomiques nous ont démontré qu'indépendamment de la multitude d'anaſtomoſes , les vaiſſeaux du poumon ſont rangés par un tiſſu très-lâche ſur une toile cellulaire où ils forment une infinité d'angles dont les baſes ſont ſuſceptibles de ſe rétrécir ou de s'agrandir ſucceſſivement & ſans aucune gêne dans chaque reſpiration dont le nombre eſt toujours proportionné à chaque pulſation du cœur , ce qui prévient admirablement bien toute occaſion d'inflammation ou d'hémorragie dans les cas ſi multipliés de la vie , où l'action du cœur eſt augmentée : ſi cet ordre n'exiſtoit pas , que deviendroit la ſanté qui eſt préciſément meſurée par le plus ou le moins de diſpoſition à l'inflammation , en prenant l'état ſain dans un ſens abſolu?

38. Il eſt néanmoins trois cas dans leſquels l'inflammation pourroit être favoriſée : 1.º Le reſſerrement ſpaſmodique des vaiſſeaux artériels : 2.º Les corps durs , tels que les calloſités & les tubercules qui ſe trouveroient dans les poumons , & les adhérences qui les environnent quelquefois : 3.º Le trop petit diametre de la poitrine.

39. Dans le premier cas , le plus ordinaire , & preſque toujours produit par une cauſe externe , telle que le froid , il eſt clair que la capacité des vaiſſeaux étant diminuée , & la vélocité du ſang reſtant la même , ou étant encore augmentée par la

continuation du fpafme le long des arteres ; l'équilibre entre la refpiration & le mouvement du cœur eft
rompu , d'où nait l'obftacle à la courfe du fang ,
c'eft-à-dire l'inflammation , & par fuite l'hémorragie
ou l'épanchement.

Dans le fecond cas , la diminution de la capacité
des vaiffeaux étant repréfentée par des corps durs
qui preffent fur des canaux flexibles & qui les
obliterent, furtout fi ces corps font multipliés , il en
réfultera de même que dans le premier cas.

Dans la troifieme circonftance , le diametre de la
poitrine n'étant pas comme le développement des
angles artériels qui doit correfpondre à la vélocité
du fang & à fa quantité, les mêmes craintes feront
fondées.

Mais dans notre fuppofition actuelle , rien n'exifte
de femblable , (ces cas étant renvoyés à d'autres
efpeces de phthifie) nous n'avons qu'un ulcere dont
les bords étant égaux & plats ne font aucune preffion ,
& ne s'oppofent pas au développement des angles
artériels du refte du poumon fain , donc toutes chofes
égales d'ailleurs , nous n'avons pas fi fort à rédouter
l'inflammation.

Craindrions-nous l'hémorragie par l'extrêmité des
vaiffeaux qui verfent la férofité dans l'ulcere ? Mais à
moins d'un état fcorbutique, ou d'une pléthore générale ou partielle , voyons-nous que dans la plus grande

violence des fièvres, les ulceres qui font fur le corps loin de-là; au contraire ils ne donnent plus de pus, jufqu'à ce que le relâchement ait fuccèdé au fpafme !

CHAPITRE V.

Phthifie à la fuite des adhérences.

40. APrès les maladies aigues de la poitrine, il furvient fouvent des adhérences de la plêvre aux pou- mons ou aux côtes dans une des faces du thorax. Ces adhérences ont principalement lieu quand lefdites maladies n'ont pas été traitées par le règime tempé- rant convenable, ou que la coction a été retardée par l'ufage intempéré des purgatif.

L'ouverture des cadavres nous a appris que c'eft principalement à ces adhérences que font dûs les dif- ficultés de refpirer & les point douloureux accompag- nés quelquefois de crépitation, qu'éprouvent quelques perfonnes qui ont eu des maladies aigues de la poi- trine, même depuis longues années. Il eft vraifembla- ble auffi que telle eft la maladie de certains individus

qui

qui ne fe rappellent pas, il eft vrai, d'avoir eu ces maladies, parce qu'ils n'ont pas tenu le lit, mais qui,
par profeffion, ont dû être expofés dans le courant
de leur vie aux viciffitudes répétées de chaud & de
froid, foit en voyage, foit dans l'exercice des arts, où
le feu eft le principal agent, &c., & qui fe plaignent
de points douloureux dans la poitrine & de difficulté
de refpirer : il eft vraifemblable dis-je, que ces
maux font dûs à des adhérences produites par des
fréquentes inflammations paffagéres auxquelles les
hommes robuftes ne font guère attention.

41. La caufe dont j'ai parlé eft celle qui produit
le plus fréquemment des adhérences ; mais j'ai vu
plufieurs cas, où elles avoient été la fuite des coups
de bâtons ou de verges, &c., reçus fur le dos, ainfi
que *Baldinger* en cite des exemples parmi les foldats
Allemands ; je les ai vu naître auffi, pour avoir
couché plufieurs nuits fur la terre nue & humide,
fans enveloppes fuffifantes.

42. En mettant obftacle à la libre expanfion des
poumons, & en excitant par là des tiraillemens,
les adhérences gênent la refpiration & la circulation
dans les cas fi multipliés & fuffifamment connus, où
ces fonctions fe font plus précipitamment que de
coutume, d'où peuvent furvenir, à tout âge, des
engorgemens, l'inflammation, l'hémorragie, & par
fuite, la phthifie ulcereufe ou la tuberculeufe.

D

43. Quoique les tubercules puiffent également naitre chez les individus à poitrine large, comme chez ceux à poitrine étroite, & que la phthifie ulcereufe puiffe également furvenir dans l'une ou l'autre fuppofition ; en général cependant, les adhérences produifent la phthifie ulcereufe dans le cas de poitrine large & de conftitution robufte, & la phthifie tuberculeufe, dans le cas contraire, confidération qu'il eft très-important de faire dans le traitement de cette maladie.

44. La phthifie ulcereufe, à la fuite de cette caufe, eft plus difficile à guérir que celle qui nait directement à la fuite de la pnéumonie, à caufe de la difficulté qu'on éprouve à détruire les adhérences qui l'ont produite, & qui tendent fans ceffe à la reproduire.

45. De là nous fommes forcés de renoncer ici à la cure radicale, & de borner le traitement de ceux qui font foupçonnés avoir des adhérences, à la fimple méthode prophilactique, c'eft-à-dire, à empêcher la naiffance de la phthifie, en éloignant les caufes connues capables de déterminer une expanfion des poumons, plus confidérable qu'il n'eft néceffaire à l'entretien ordinaire de la vie ; ainfi le repos & le régime tempérant font les plus fûrs moyens que nous ayons à employer dans le premier tems.

Il n'eft cependant pas aifé, malgré toutes les

précautions, d'échapper pour toujous à l'immenſité de cauſes morbifiques qui nous environnent à tout inſtant; & tôt ou tard ces adhérences produiſent le crachement de ſang, la fievre, enfin la phthiſie. Il eſt clair qu'alors, il faut encore plus inſiſter ſur le régime tempérant & antiphlogiſtique, eu égard toujours à l'âge, à la violence des ſymptômes, & aux conſtitutions individuelles. §. 28.

46. Quand la fievre & l'irritation ſont calmées, que la toux n'eſt plus ſéche, que les crachats ne donnent plus de ſang, & qu'au contraire l'expectoration eſt libre & purulente, nous avons alors la même maladie à traiter & les mêmes indications à remplir que celles dont nous avons parlé, §. 30, 31 & ſuiv.; nous devrons donc changer de marche & nous tourner vers le régime modérement fortifiant; ſeulement nous ſerons circonſpects dans l'uſage des expectorans énergiques, dont l'adminiſtration peut être ſuivie de quelque danger quand les poumons ſe trouvent gênês dans leur action.

47. J'ai dit que dans le premier tems de la maladie, il eſt prudent de ſe tenir à la méthode prophilacti- ue; je penſe cependant que ce que l'art ne peut ire ſans témérité, la nature le fait quelquefois en excitant la ſuppuration du gluten qui forme les dhérences; la ſuppuration & la fievre qui la précede euvent fort bien les détruire, ſi elles ſont bien

conduites, comme elles peuvent produire une phthifie fatale fi elles font mal dirigées, ou que les forces du malade fuccombent fous les efforts, en général, falutaires de la nature. Ce qu'on lit fur les maladies du poumon dans le fecond Livre *De Morbis* (*), attribué à Hippocrate, n'annonce-t-il point que les anciens avoient obfervé cette crife ? je crois même avoir obfervé un cas pareil, il y deux ans.

Un jeune volontaire avoit éprouvé pendant long-tems des points douloureux dans la poitrine; il vint à l'hôpital de Marfeille avec tous les fymptômes d'une vraie phthifie ; je le traitai par le régime tempérant, dont il fe trouva bien ; il obtint enfuite une convalefcence chez lui, & il partit, crachant du pus, en abondance. Six mois après, je le vis à Embrun, fa patrie, fort, vigoureux, & ne fe plaignant plus de rien, difpofé même à aller rejoindre fon corps ; il me dit que, depuis fa fortie de de l'hôpital, il n'avoit plus fuivi aucun régime, qu'il avoit vécu comme fes parens, & que depui cette époque, il s'étoit bien porté.

48. Quand l'on a des indices, §. 43, que ce fon des tubercules qui ont été produits, l'indication e

(*) Sect. III, Cap. XVIII, XIX, XX, XXI, XXII Ed. Halleri.

la même que celle dont on va traiter au chapitre
fuivant.

49. Il faudroit bien fe garder de confondre les
fymptômes qui indiquent les vraies adhérences, avec
des refferremens fpafmodiques de poitrine , & des
points douloureux à cette région, que reffentent affez
fouvent les mélancoliques & les individus attaqués
de difpepfie. J'en ai fouvent vu & guéri avec les
remedes adaptés à ces maladies dont je dirai un
mot , en parlant des fauffes phthifies. Il fuffit au
refte, fouvent, pour diftinguer la maladie, de faire
attention à l'état débile & vaporeux de ces derniers,
tandis que les vraies adhérences font le plus fouvent
propres aux perfonnes robuftes & d'une conftitution
athlétique.

CHAPITRE VI.

PHTHISIE à la fuite des Tubercules.

50. JE paffe à l'efpèce de phthifie la plus commune
& la plus dangereufe, & qui cependant eft celle de
toutes les maladies de ce genre, qui laiffe plus long-
tems l'efpérance dans le cœur des malades.

On peut diftinguer quatre tems bien caractérifés dans la phthifie tuberculeufe : le premier eft celui où les tubercules ne font pas encore formés, mais où l'obfervation des fiécles a démontré qu'il y a une difpofition évidente à en favorifer la formation.

Le fecond eft celui, où les tubercules font déja formés.

Le troifieme tems eft celui, où les tubercules ont déja produit l'ulcere pulmonaire ; & ce tems forme proprement la phthifie, dans le fens, où l'on eft d'ufage de la définir.

Enfin le quatrieme tems eft commun à cette efpèce de phthifie, & à toutes les autres, étant compofé de tous les fymptômes aggravans qui annoncent la mort prochaine & inévitable des phthifiques.

51. Le premier tems étant proprement la difpofition aux tubercules, & celui qui donne le plus d'efpoir au médecin, puifqu'il eft fucceptible de la cure radicale, on fent qu'il méritoit d'être traité avec la plus grande étendue ; j'en ai donc fait le onzieme chapitre de cette fection, dans lequel on pourra voir tous les caractères qui le concernent.

52. Nous jugeons que le fecond tems a déja lieu quand l'individu difpofé d'ailleurs à cette maladie, §. 98, fe plaint de gêne dans la refpiration, d'une

pefanteur douloureuse dans la poitrine, d'une toux
féche & incommode qui le fatigue furtout après
avoir pris fes alimens, d'une chaleur féche, entre-
coupée de friffons , & fuivie d'une fueur partielle
qui ne s'étend que jufqu'au bas de la poitrine , qu'il
crache une matiere féreufe & écumeufe , mêlée
de fang , avec un pouls tendu & fréquent.

53. La formation des tubercules dans les poumons.
eft encore un problême à réfoudre : on l'attribue
communément à l'épaiffiffement de la lymphe ; mais
il eft difficile d'expliquer comment la lymphe opére
cet effet dans les poumons, tandis qu'on n'apperçoit
aucun engorgement dans le fyftême lymphathique ;
d'ailleurs, la matiere, le tiffu ; la couleur & la forme
des tubercules , tels que nous les a décrits le
docteur *Strock* , & que nous les avons obfervé
nous - mêmes tant de fois fur les cadavres, font
différens de l'afpect que préfentent les glandes
engorgées.

Cependant on peut conjecturer, avec quelque fondement, que les caufes fuivantes produifent les tubercules: 1.° les adhérences , enfuite des effets qui leur
font propres, §. 42 & 43. 2.° l'Affection catarrale.
3.° La diathêfe inflammatoire fouvent répétée ; durant
laquelle, il fe fait une exfudation de matière glutineufe dans le tiffu cellulaire & dans les veffícules

bronchiales, laquelle fe durcit, & acquiert la forme
& la confiftance cartilagineufe. 4.° La rétention ou
la répercuffion du fluide féreux & coagulable de la
perfpiration pulmonaire, qui étant verfé par les
vaiffeaux exhalans dans chaque veficule bronchiale,
& y étant retenu, s'y amaffe, s'y épaiffit, obftrue
pour ainfi dire, ladite veficule, & en fait un tubercule. 5.° l'Abforption des matières terreufes volatiles,
dont nous parlerons dans un chapitre particulier.
6.° Les paroxifmes d'afthme réitérés; nous en parlerons auffi dans un chapitre à part.

54. Point de doute que l'une ou l'autre de ces
quatre premieres caufes de tubercules ne puiffe avoir
lieu dans tous les âges de la vie, & dans tous les
degrés poffibles de dimenfion du thorax; mais il eft
certain auffi que leurs effets font plus fréquents &
plus fenfibles, 1.° Dans le jeune âge, où la perfpiration pulmonaire eft plus abondante & où l'on
eft plus difpofé à la diathefe inflammatoire. 2°. Dans
le cas de petite dimenfion du thorax.

Etant démontré que la maffe des poumons eft
ordinairement, chez tous les individus, en proportion
exacte avec les dimenfions du corps, le volume du
fang & l'irritabilité du cœur & des arteres; la quantité
de perfpiration qui doit fe faire à chaque refpiration,
paroiffant de même être mefurée par la valeur de

toutes ces chofes ; il réfulte que dans le cas de trop petite dimenfion de la poitrine , l'expanfion pulmonaire ne pouvant fe faire en entier , l'évaporation de la matiere perfpirable ne doit pas avoir complettement lieu , l'expectoration du catarre ne doit pas être complette , la pléthore locale doit prefque toujours exifter , d'où la facilité de l'inflammation , §: 38 & 39 , la fréquence des engorgemens , la formation des tubercules , & la difficulté qu'il y a à guérir cette efpèce de phthifie dans la circonftance énoncée.

55. La cure radicale peut-elle avoir lieu ici , ou ne devons-nous recourir qu'au traitement palliatif ? il eft aifé de réfoudre ces queftions au moyen des réflexions fuivantes : comme nous ne connoiffons encore aucun moyen capable de fondre les tubercules , & qu'il n'eft pas même raifonnable d'y fonger , il ne nous refte d'aurre reffource d'un fuccès probable que celle de les détacher , & de les faire expectorer : nous pouvons efpérer d'y réuffir. 1.º Par des fecouffes procurées au moyen du vomiffement , quand les tubercules ne font pas encore auffi multipliés que de former entr'eux une chaîne tenace. 2.º Au moyen de la fuppuration qui fe forme autour d'eux après l'inflammation.

56. Chez les perfonnes fortes , robuftes & bien conftituées ; il eft poffible qu'on put tenter fans danger

le vomiſſement, ou que ſi la ſuppuration était déja
établie, on put l'entretenir au moyen du régime tonique
(ayant toute fois égard aux divers accidens inflammatoires trop graves), ſi l'on étoit aſſuré, dès les
commencemens, de l'exiſtence des tubercules ; il
paroît même que c'eſt dans ce ſens, qu'Hippocrate,
ou celui qui a écrit le Livre *De Morbis*, a conſeillé la
méthode ſuivante, téméraire, à la vérité : « *Quod*
» *ſi morbo liberatum, dum ad locum acclivem pergit,*
» *aut alias feſtinat, difficultas ſpirandi invadat, medi-*
» *camentum dato, a quo alvus inferior minime mo-*
» *veatur : & ſi una cum vomitu pus ſequatur, ſi*
» *ſane pus fuerit album, & in eo fibræ ſubcruentæ*
» *fuerint, effugit : ſi vero lividum, cum virore pallidum,*
» *& graveolens, moritur* . . . . . . (*) Quant à moi,
je n'ai jamais oſé entreptendre, & je n'entreprendrai
jamais une cure pareille, quoique j'aye lu & ouï
dire que des malades avoient rejeté des tubercules,
& s'étoient rétablis par l'un & l'autre de ces moyens.

57. Il paroît que la quatrieme cauſe des tubercules,
§. 53, eſt aſſez fréquente à cauſe des viciſſitudes de
chaud & de froid que nous éprouvons ſi ſouvent ;
ſes effets ne ſont cependant que rarement funeſtes
quand nous nous trouvons bien conſtitués, à moins
qu'un trop long repos dans le lieu froid où nous

_____

(*) L. II. C. XXII. *Pulmonis Tuberculum.*

avons , paſſé , ne produiſe l'endurciſſement de la matière répercutée. Il arrive ſouvent alors qu'à la ſuite d'un rhume , nous crachons avec des matieres cuites , & en apparence , purulentes , des grumaux blancs , plus viſqueux que le reſte , & quelque fois très-durs ; ne ſeroient-ils point la matière des tubercules , détachée à la ſuite du relâchement que l'expectoration produit dans le parenchime pulmonaire ? il eſt à préſumer que c'eſt un ſemblable tubercule que rejetta l'homme dont parle *Alexandre de Tralles* (*) & qu'il traitoit uniquement par le régime tempérant & plutôt réfrigérant , inculpant Galien d'avoir traité de ſemblables malades par une méthode oppoſée ; n'eſt-ce point auſſi là , la cauſe des tubercules que *Freind* dit avoir vu pluſieurs fois rejeter dans ſon pays , ſans aucun indice de phthiſie (**) ? Dans le fait , le climat nébuleux de l'Angleterre , doit ſouvent donner lieu à de ſembiables congeſtions.

58. Mais tout nous porte à croire que ni l'une ni l'autre des méthodes curatives citées , §. 55 , ne pourroient convenir dans les cas de ſujets à poitrine étroite , & d'un faible tempéramment ; outre qu'on n'eſt pas aſſuré qu'il n'y ait une férie de tubercules

(*) L. V. Cap. III.
(**) Joh. Freind. de Alex. Relat. P. XXVI.

fortement adhérens l'un à l'autre, cette ftructure, comme on l'a vu, §. 54, en favorife à tout'inftant une nouvelle formation; il feroit même à craindre que le vomiffement ne les augmentât en augmentant la congeftion, & quant à la fuppuraion, comme les bords de l'ulcere font preffés par la fubftance des tubercules trop multipliés, on n'en verroit jamais la cicatrice, §. 11, bien plus, l'on auroit bientôt autant d'ulceres qu'il y auroit des tubercules, fi on vouloit employer le régime tonique pour décider l'inflammation, la fuppuration, & par fuite, la chute des tubercules, ce qui rendroit la maladie de plus en plus grave, & en hâteroit le dernier degré. Ce que je dis ici eft prouvé par une expérience malheureufement bien trifte; car rien n'annonce plus l'approche du terme fatal des malades atta-qués de la phthifie tuberculeufe, que quand ils commencent à rendre des tubercules mêlés avec leurs crachats; je vais citer un fait qui, dans le moment, où il s'eft paffé, m'a été bien pénible. Un médecin attaqué de la phthifie tuberculeufe entra brufquement chez moi, tandis que j'étois occupé à lire les œuvres pratiques de *Quarin*. Il fe faifit malgré moi du livre, & il tomba précifément au chapitre de la phthifie, où l'auteur dit: « *Nullum unquam vidi, qui* » *fi calculos tuffiendo ejeciffet, mortem effugerit, & fi*

» *Morganius contrarium animadverterit* (*). » Ce
médecin, d'ailleurs philofophe, me dit alors tranquillement « que *Quarin* avoit raifon, que depuis
» quelques jours il avoit craché plufieurs tubercules,
» & qu'il fe trouvoit beaucoup plus mal. » Au bout
d'un mois il mourut.

De forte que l'on peut conclure, avec quelque
fondement, que, fi des malades ont guéri pour avoir
rejeté des tubercules, ils n'étoient pas affectés de
la vraie phthifie tuberculeufe, & que tout ce
que les auteurs que j'ai cités, ont dit de ces cures,
& tout ce qu'en a dit *Morgagni* (**), doit fe
rapporter ou au fimple catarre ou à la phthifie
dont je parlerai au chapitre IX, & que loin de
pouvoir entreprendre la cure radicale, nous fommes
forcés ici de nous tenir à la cure palliative, c'eft-à-
dire, préfervative de l'inflammation & de la fuppuration des parties environnants le tubercule ; cure
néanmoins, dans laquelle le choix de la méthode
diftingue réellement le vrai médecin de l'empyrique.

59. Je préfume que c'eft, dans cette efpèce de
phthifie, qu'un régime auftere & continué, avec opiniâtreté, a ménagé une longue vie à des hommes dont

_____

(*) J. Quarin. Animadvers. Pract. de Phthifi.

(**) De Sed & Caufis. Morb. L. II. Epift. XV. N.º 22.

l'hiftoire nous a confervé le nom , fi l'on peut appeller vie cet état où l'on craint toujours , où tout devient excès , & où l'excès le plus involontaire & le plus innocent entraîne l'inflammation & l'ulcere , enfin une mort inévitable.

Cependant ces exemples non de guérifon , mais de retard d'une iffue funefte , ne fauroient faire une règle générale ; tel homme peut foutenir long-tems fon exiftence avec un œuf par jour ou quelques onces de fécule , & tel autre ne le pourroit avec le quadruple de ces alimens : c'eft que , pour que la vie fubfifte , il eft néceffaire d'entretenir un certain équilibre entre les forces vitales qui la compofent , & les diverfes excrétions ; fi quelque vifcere effentiel tombe dans l'inertie , il entraîne bientôt tous les autres dans fa chûte ; l'homme doué de beaucoup d'irritabilité , confume beaucoup auffi & a plus de befoins ; les organes de l'être faible & languiffant tomberoient entiérement dans un état paffif , s'ils n'étoient réveillés , à propos , par des arômes agréables dont cependant une rigoureufe doctrine , fur les caufes de l'inflammation , nous défend ordi- nairement l'application ! quel parti prendre ? fi le régime eft tonique , nous courons les rifques de l'inflammation ; & s'il eft uniquement tempérant , nous augmentons les engorgemens , nous diminuons les forces de la vie , & nous ajoutons tubercule à tubercule !

Concluons donc que les extrêmes font également nuifibles, qu'il n'eft aucune regle générale de conduite dans le traitement de ce degré de phthifie , & que nous devons ici , comme ailleurs , confulter la conftitution individuelle des malades , pour, au moins , ne pas augmenter leurs ennuis & leurs dégoûts , fi nous ne les guérifîons pas.

60. En conféquence , nous obferverons fi notre malade eft faible & languiffant , s'il a la fibre molle & empâtée , ou s'il eft d'une conftitution fanguine , vigoureufe & irritable , fans parler des états intermédiaires entre ces deux extrêmes , qu'il eft plus facile de voir que d'énumerer.

61. Dans le premier cas & dans tous les cas approchants , nous ne chercherons pas à augmenter l'empâtement & l'atonie des inteftins par le fejour dans une atmofphère humide , & par le choix d'une méthode uniquement fade & relâchante , telle que le régime de lait , les bouillons de tortue , d'efcargots , &c. ; craignant d'autre part la facilité de l'inflammation , nous ferons en garde contre les effets d'un régime contraire , & nous tiendrons un jufte milieu : ainfi nous confeillerons à notre malade d'habiter dans un air plutôt fec qu'humide , à mi-colline , dans un fite à l'abri des vents violens , & non ex-

pofé à des changemens fréquens de température ;
nous lui permettrons l'ufage circonfpeét de viandes
moyennes & des bouillons qui en font compofés ;
il lui fera même permis de boire du vin à fes
repas, mais en petite quantité & bien détrempé, furtout
s'il eft accoutumé à fon ufage ; l'eftomac & les
inteftins dégagés prudemment des crudités qu'ils
contiennent fouyent dans cette conftitution, pourront
être éxcités, de tems à autre, par des infufions agréables & d'un arôme innocent ; cette excitation fera
foutenue chaque jour par un exercice modéré plutôt
à pied qu'à cheval, par des jeux intéreffans , & par
ces fons de la mufique inftrumentale, qui donnent à
l'ame un certain effort ; les fommeils ne feront ni
trop longs, ni trop courts, & on évitera avec foin
le froid & l'humide.

62. Dans le fecond cas ; au contraire , nous recourrons plutôt au régime tempérant qu'au régime
tonique, évitant toute fois les extrêmes, l'air vif des
montagnes & des collines ne convient pas à ces
malades , non plus les fites expofés aux vents ; ils
fe trouvent mieux de l'atmofphère des villes & des
pays de plaine , à l'abri des vents du nord & de
la bife , dans les lieux enfin qui , fans être trop
humides & marécageux, ont cependant une atmofphère légérement humidé ; car dans cette conftitution,
où l'on eft fi fort fujet à l'hémorrhagie pulmonaire,

l'on

l'on a befoin d'une pefanteur atmofphèrique fuffifante, pour faire une compreffion capable de prévenir les hémorrhagies qui arrivent fréquemment aux poitrinaires, fur les montagnes ; indépendamment des qualités chymiques de l'air, d'après lefquelles il paroît que les proportions moindres d'oxigêne conviennent le plus, dans les cas d'irritabilité en excès.

Nous devrons auffi ufer, avec la plus grande modération, des fubftances animales ; les viandes blanches & le veau pourront feules être employées : fi le régime uniquement végétal pouvoit être foutenu fans danger, §. 33, il faudroit lui donner la préférence ; on pourroit même fe tenir à la méthode rigoureufe qui défend l'emploi de toute fubftance aromatique & échauffante, quelque légére qu'elle foit. Le vin dans la plupart des cas, devra être entiérement interdit, obfervant néanmoins qu'il eft des conftitutions chez lefquelles l'ufage exclufif de l'eau eft plus échauffant que fi on y ajoutoit un peu de vin, furtout, de ces vins acidules.

Les exercices violens, les travaux qui fatiguent les bras, les longues marches, la promenade dans des lieux montueux, les voyages en voiture dans des chemins pierreux, l'exercice du cheval au trot ou au grand galop, le chant, la déclamation, les inftrumens à air ne conviennent pas ; la privation totale de l'exercice feroit également funefte, par les

E

congeftions & la pléthore qu'elle occafionneroit ; on choifira donc des exercices moderés qui entretiennent une tranfpiration égale, fans fueur & fans fatiguer la poitrine. Les promenades, à pied, dans des chemins plats, l'équitation au pas, à faire une lieue par jour, la navigation, les voyages fur des routes unies dans des voitures à reffort, ces exercices & autres, accompagnés de la tranquilité d'ame, de la douce philofophie & de quelques occupations agréables, fuffiront pour prévenir les maux qui naiffent de l'inaction, fans expofer les malades à l'inflammation des parties voifines des tubercules.

63. Le lait a été regardé, de tout tems, comme la nourriture la plus convenable aux phthifiques : je l'ai trouvé dans beaucoup de cas un très-bon tempérant, & dans beaucoup d'autres auffi, je lui ai vu produire un effet contraire : dans les tempérammens bilieux & très-irritables, il eft prefque toujours irritant ; dans la dyfpepfie, il augmente la langueur & l'affaiffement, & par conféquent, il ne convient pas. En général, comme le lait n'eft pas un fpécifique, & qu'il ne convient que fous le titre d'aliment léger, il eft déraifonnable d'infifter fur fon ufage comme fur le feul réfuge qu'on ait, non-feulement quand il ne fe digere pas bien, qu'il excite des vents ou la diarrœe, mais encore, quand il ne plait pas au malade, & que l'on voit que pendant

fon ufage , il tombe dans la langueur , état qu'il faut autant éviter , qu'on évite tout ce qui peut produire l'inflammation.

Il n'eft d'ailleurs pas nouveau que je ne faffe pas autant cas du lait, quel qu'il foit, que les guériffeurs routiniers ont coutume d'en faire ; les auteurs les plus judicieux qui l'ont propofé, dans la phthifie , ont beaucoup moins de confiance en lui, quand il s'agit de celle qui eft jointe aux tubercules ; *Richard Morton* lui-même qui a fi bien décrit cette maladie dont il étoit attaqué, a été forcé de le défapprouver dans ce cas (*) ; je ne partagerai cependant pas le fentiment de ceux qui penfent que le lait augmente ou produit des tubercules , parce que les lumieres de la bonne phyfiologie ne nous permettent pas d'attribuer les concrétions qui naiffent dans les poumons ou dans d'autres vifceres, à tels ou tels alimens ; mais je crois que lorfqu'il nuit, c'eft par les raifons que j'ai apportées plus haut.

64. Ce feroit dans ce cas de phthifie tuberculeufe, §. 62 , que paroîtroit pouvoir convenir la méthode dont il eft queftion, §. 13, je veux dire de fréquentes petites faignées, pour prévenir l'inflammation. Je l'ai vu pratiquer dans plufieurs hôpitaux célèbres, & je

---

(*) Phthifiolog. L. 3 , Cap 6. Voyez auffi Bennet. exercit, diancet. C. XXVI.

l'ai employée moi-même, dans les premiers tems de ma pratique ; mais les fuites en ont toujours été funeftes : la faignée demande la faignée, & elle ne détruit inftantanément la pléthore , que pour la reproduire ; en attendant, elle énerve le tempéramment, & elle difpofe, à chaque répétition qu'on en fait, aux congeftions froides qui font un nouveau mal ajouté au premier.

Gardons-nous cependant de tomber dans un excès contraire ; la faignée eft un remede indifpenfable toutes les fois qu'il y a une pléthore notable qu'on n'a pas prévenue, & que l'inflammation furvenue eft un peu confidérable : elle eft alors le plus sûr calmant. Ailleurs, elle eft nuifible.

65. C'eft encore ici, que fur la recomandation de plufieurs graves auteurs (*) J'ai plus d'une fois employé les cauteres & les différens exutoires, dans l'intention , foit d'opérer une révulfion , foit de diminuer le ton trop fort du malade , par l'évacuation lente & fucceffive qu'ils produifent ; mais je n'en ai pas vu un avantage marqué ; en échange, ils fatiguent beaucoup le malade ; de forte que je crois que, hors les cas où l'on veut rappeller quelque

_____

(*) Vid. Vansviett. comm. in Boerhaav. Aphor. §. 1196. n. 1.

huméur répercutée, du centre à la périphérie, ces moyens peuvent être omis fans fcrupule.

66. A ces regles d'hygiénne que je regarde comme l'unique reffource du vrai médecin, & dans lefquelles le malade doit chercher la mefure de la durée de fa vie, je n'ajouterai que quelques préceptes de Thérapeutique: nous veillerons fans ceffe à la pureté des premieres voies; car les mauvaifes digeftions provoquent autant, que les erreurs dans le régime, le troifieme degré de phthifie: fi la toux eft fouvent féche, opiniâtre, & qu'elle empêche le fommeil, fi néceffaire dans cette maladie, on emploiera, de tems à autre, les narcotiques, avec la prudence convenable. D'autres remedes font à pure perte, cependant pour calmer l'imagination inquiette des malades, il convient prefque toujours d'en employer par fois, de très-innocens.

67. Puffions-nous, à jamais prévenir, avec ces précautions, le troifieme degré de la maladie, §. 50! mais qui peut empêcher les événemens fans nombre & fi imprévus de la vie?

Le troifieme tems s'annonce par l'exacerbation des fymptômes énoncés, §. 52, & par l'apparition de tous les fymptômes plus ou moins prononcés, dont on a parlé au chapitre II. Le médecin qui n'eft appellé qu'alors, connoît qu'il a à traiter la phthifie uberculeufe. 1.° D'après la commémoration des antécédens, & l'afpect du malade. 2.° D'après les fignes inflammatoires qui s'annoncent de tems en tems, & qui font fuivis du relâchement & de l'expectoration purulente, qu'ils remplacent fucceffivement. 3°. Indépendamment de la fievre hétique, il y a, alors, une fievre inflammatoire très-diftincte qui a rarement lieu dans les autres efpeces de phthifie.

68. Je ne puis m'empêcher avant d'aller plus avant, de relever, ici, une erreur que je vois commettre chaque jour. On entend communément par phthifie tuberculeufe, l'inflammation & la fuppuration fucceffive de la fubftance même du tubercule ; mais ceux qui ont vu les tubercules fur les cadavres, favent qu'ils font des corps inorganiques qui, de leur nature, ne peuvent s'enflammer, & que l'inflammation & la fuppuration n'ont lieu que, dans la partie vivante qui les entoure, de toute part, & qu'ils irritent, d'où n'ait l'apparence de période dans le courant de ce troifieme degré, & la malignité attribuée à ces ulceres.

69. Pour traiter méthodiquement & avec fruit ce troifieme degré de la phthifie tuberculeufe, il faut également, 1.° diftinguer deux tems, favoir : celui de l'inflammation, & celui de la fuppuration ; 2.° avoir égard aux conftitutions individuelles.

70. Dans le premier tems, quel que foit le tempéramment, nous ordonnerons le repos & la diette

la plus complette ; le régime tempérant doit être employé, exclusivement. Quelques prises de petit lait clarifié, ou autre chose analogue, feront le seul aliment ; & quand à la faignée & aux autres moyens antiphlogiftiques, nous nous conduirons fuivant les degrés d'inflammation, c'eft-à-dire, nous les employerons, fi elle eft violente, & nous nous contenterons du régime diététique, fi elle eft modérée.

71. Dans le fecond tems, c'eft-à-dire, l'inflammation étant terminée par la fuppuration, on quittera ce régime pour fe remettre peu-à-peu à celui qu'on a dit convenir dans le fecond degré, §. 61, & 62, fuivant les cas; car il faut toujours vifer à l'évacuation du pus qui aggrave la maladie, en fe joignant aux tubercules, & pour y parvenir, il faut entretenir les forces.

Dans le premier cas, §. 61, il faudra joindre au régime quelques juleps expectorans un peu énergiques, de peur que fi le malade tomboit tout-à-fait dans l'atonie & le relâchement, le pus retenu ne fît des nouveaux ravages, & ne produifît la diarrœe.

Dans le fecond cas, au contraire, il convient d'éviter les expectorans énergiques, comme trop irritans, il vaut mieux y fuppléer par les infufions pectorales ufitées ; les bonnes nuits meuriffant l'expectoration & la rendant plus abondante, on aura foin de les procurer au malade, se rappellant toujours, néanmoins, que l'usage copieux des boissons chaudes & des sédatifs enerve l'estomac, & que de la faiblesse de ce viscere résulte celle de tout le corps, faiblesse qui s'oppose plus que tout le reste à l'amélioration de la santé.

C'est surtout dans le premier cas qu'il faut être circonspect dans l'usage des narcotiques; l'atonie des solides indique évidemment qu'ils ont plutôt besoin d'excitation; à plus forte raison quand il y a beaucoup de faiblesse, & que la poitrine se remplit, devons-nous mettre en pratique ce sage conseil d'*Alexandre de Tralles* : « *sin autem vires quoque imbecillæ fuerint,* » *tunc maxime vitabis ne quid torpori somnoque* » *inducendo accommodum exhibeas. Nam in iis qui* » *infirmes vires habent, non vulgaris noxa, imo inter-* » *dum mors talium potione comitatur.* (*)

72. Dans l'un & l'autre cas, les vomitifs hâtent ici la perte du malade ; il en est de même des huileux, des baumes & des remedes chauds. On en conçoit aisément la raison : c'est de la diététique & de l'exercice qu'il faut attendre le plus grand bien. La navigation & l'équitation prolongées même plus long-tems que dans le second degré, conviennent particulierement, employées avec les précautions

_____

(*) Lib. 1. c. XIII. p. 41 et l. 1. t. IV. de Tussi et medi-camento diacodeion.

propres à chaque cas, parce qu'en rendant la tranfpiration égale fur toute la furface, & en favorifant
toutes les fécrétions, elles diminuent l'affluence d'humeurs dans les poumons, & l'ulcere étant déjà formé,
elles n'infpirent plus autant de craintes que quand
il faut tout éviter pour en prévenir la formation.

73. Dans le quatrieme tems, il s'en faut bien que
nous devions changer de marche; la nature languif-
fante & prefqu'à fon dernier effort, réclame, au
contraire, de nous, d'être aidée & foutenue par un
régime tonique efficace qui puiffe s'accommoder aux
circonftances.

74. Tels font les moyens avec lefquels, le malade
n'obtiendra pas guérifon, il eft vrai, mais avec lefquels
il retardera le plus agréalement poffible, le dernier
terme d'une maladie regardée jufqu'ici comme incurable. J'ai la conviction, jufqu'à ce que l'expérience nous
enfeigne mieux, que telle eft la marche qu'il faut
fuivre; les malades que j'ai foignés ont été dans un
bien fupportable tant qu'ils ne s'en font pas écartés,
& ils n'ont été plus mal que lorfque l'inquiétude & la
crédulité, fi ordinaires à l'homme fouffrant, les en ont
fait dévier : j'ai ainfi perdu deux amis, compagnons
de mes études & de ma jeuneffe, dont j'eus la
confolation d'améliorer le fort, tant qu'ils fe confor-
merent à ces préceptes; mais qui s'abandonnerent
enfuite à la multitude des remedes & aux égare-

F

mens du caprice, plus heureux, difoient-ils, « de
« mourir que de mener plus long-tems une vie
» monotone, dans une crainte continuelle.

CHAPITRE VII.

Phthifie à la fuite de l'hémophthifie.

75. IL s'en faut de beaucoup que l'hémophthifie
produife toujours l'ulcere pulmonaire ; elle n'eft
fouvent que le fymptôme et le remede naturel de
la pléthore, foit univerfelle, foit particuliere : alors
elle n'eft pas plus fuivie de l'ulcere que le font les parties
de l'uterus & celles des environs de l'anus, après l'hémorragie des vaiffeaux utérins & hémorrhoïdaux ; mais elle
peut en être fuivie dans les quatre cas fuivants :
1°. Enfuite d'une bleffure, ou d'une violence faite à la
poitrine.

2°. Quand elle eft l'effet d'une acrimonie quelconque, rendant le fang plus fluide et rongeant les
vaiffeaux qui la contiennent.

3°. Quand elle arrive dans un fujet attaqué
d'adhérences.

4°. Quand elle a lieu dans des individus d'une

conſtitution grêle, à long col, à poitrine étroite et à épaules hautes, enſuite d'un abus quelconque dans les ſix choſes non naturelles.

76. La phthiſie du premier cas ne devant être regardée que comme une playe ſimple, rentre dans l'eſpece de phthiſie dont il a été queſtion au quatrieme Chapitre.

Le ſecond cas appartient plus proprement à la phthiſie ſcorbutique, où il ſe combine ſi étroitement avec le ſcorbut, que je ne ſaurois en faire une exception particuliere.

Le troiſième eſt le même que celui dont il a été queſtion au Chapitre V.

Le quatrieme cas, enfin, étant preſque toujours accompagné des tubercules, ne peut être ſéparé de la maladie qui les concerne & à laquelle je le renvoie.

77. Il étoit donc inutile de parler de l'hémoph-thiſie, ſans doute, & je ne l'ai fait que pour me conformer à l'uſage : car, par elle-même, l'hémor-ragie des poumons ne peut pas produire la phthiſie; mais elle eſt purement et ſimplement un ſymptôme des cauſes qui la produiſent, telles que la pléthore, l'irritation & l'acrimonie ſcorbutique.

CHAPITRE VIII.

Phthisie à la suite d'écoulemens acres dans les poumons.

78. CETTE espece se rapporte à la phthisie, dont les anciens attribuoient la cause à la distillation d'une pituite acre dans les poumons ; quelques doutes qu'on ait jetté sur la réalité de cette maladie, il faut bien que les anciens l'aient observée, puisqu'ils en ont tant parlé, en même-tems qu'ils ont parlé des autres especes de phthisie que nous admettons tous aujourd'hui ; quoique la théorie n'en soit pas exactement la même, la saine anatomie n'ayant pas confirmé les communications que les anciens pretendoient exister entre les cavités de la tête et les ouvertures de la poitrine, et quoique cette phthisie soit plus rare que les autres, il est de fait qu'on l'observe encore journellement chez quelques individus cachochimes, tels que ceux qui sont sujets aux érésipelles et aux différentes maladies de la peau. Il paroît même que la phthisie qui succède à la petite

vérole (*), à la rougeole & à la trop prompte disparition des divers exanthêmes, doit appartenir à cette espece.

Peut-être une acrimonie saline répandue dans la sérosité, & séparée par les glandes bronchiales, laringiennes, & par celles de l'arriere-bouche & des divers organes salivaires qui en font l'émunctoire naturel, en distillant par la trachée dans les poumons, y donne-t-elle souvent lieu; du moins quelques observations le font soupçonner.

79. Il me paroît aussi que c'est à cette espece de phthisie qu'on doit associer la phthisie trachéale, c'est-à-dire, il est arrivé que tandis que les Médecins croyaient que le pus venait du poumon, la dissection du cadavre a fait voir ce viscere très-sain, au contraire, on a trouvé dans la trachée-artere un ulcere profond qui en avait rongé une partie. Je n'ai pas encore vu l'ulcere trachéal essentiel, mais j'en ai trouvé des exemples dans Morgagni, & mon beaupere, le citoyen Moullard, Médecin en chef de l'Hôpital civil de Marseille, m'en a cité plusieurs observations qu'il a été à même de faire, dans une pratique de soixante & plus d'années.

80. On connaît le premier degré de cette maladie.

(*) Vansviett. comm. in aphor. Boerrh. aphor. 1400, & seq.

premierement par la connaissance des exanthêmes qui ont précédé & qui ont disparu , §. 78 , ensuite par les symptômes existans, tels sont : une douleur pungitive & un embarras dans la poitrine ; une gêne dans la respiration, qui a lieu par intervalles & dans les changemens de tems ; un sentiment douloureux à la gorge & dans la trachée ; une voix enrhouée , une petite fievre toujours accompagnée de chaleur, & une toux opiniâtre suivie de l'expectoration in-complette d'une matiere séreuse , chaude , saline , & produisant une sensation pareille à celle que donne la matiere du *coriza*.

81. Dans le second degré , le pus que le malade expectore est différent du pus que fournissent les autres phthisies , il est plus clair , plus séreux , ordi-dairement sanguinolent , & il produit une sensation acre & salée , tandis que l'autre pus a ordinairement une saveur fade.

82. On peut rapporter à cette espece de phthisie , le traitement par les sudorifiques & les exutoires qui ont été si fort recommandés par les anciens & par les modernes ; je ne doute pas qu'ils ne puissent être employés avec succès dans les divers degrés de la maladie , pourvu qu'on ait égard aux constitu-tions individuelles , & qu'ils soient adaptés à l'état du sujet.

Nous diftinguerons donc ici, avec *Bennet* (*), la conftitution individuelle en chaude & féche, & en froide & humide.

Dans le premier cas, il eft évident que les fudorifiques loin de convenir, peuvent être très-huifibles, en augmentant la chaleur & en mettant, pour ainfi dire, les fels à nud, par la diffipation de la férofité; nous emploierons donc uniquement le régime tempérant & délayant; le lait & le petit lait principalement; les bains tièdes, les fumigations émollientes, les bouillons de veau & de poulet, l'habitation dans un air ni trop fec ni trop humide, les longs fommeils, les exercices légers, & autres analogues, me paroiffent remplir toutes les indications que préfente le premier degré, & fuffiront dans beaucoup de cas du fecond degré, à moins que les forces ne devinfent languiffantes, car alors il fe préfente les mêmes indications à remplir que celles dont il a été parlé au Chapitre VI.

C'eft dans cette efpece de phthiffe, & dans le cas énoncé, que les fédatifs paroiffent le plus convenir; l'acreté de l'humeur qui la produit, irrite prefque toujours la trachée, excite une toux incommode, & caufe par conféquent des veilles & des inquiétudes qu'il eft inftant de calmer avec la prudence

(*) Theat. tabid. p. 114. & 122.

convenable ; pendant le fommeil le mucus fe ramaffe
& enveloppe tout ce qui irrite ; on le rejete le
matin & on remédie par-là à ces excréations fréquentes & prefque nulles qui excorient les endroits
par où elles paffent ; mais autant ces remèdes font
utiles quand il y a force , chaleur & féchereffe , autant
ils font nuifibles dans le cas contraire , quand la
poitrine eft pleine d'humeurs que le malade n'a pas
la force d'expe_torer ; tant l'art de tirer parti du
fommeil & de la veille , eft un art utile dans les
maladies dont nous parlons !

83. Si, au contraire, notre malade eft froid &
empâté, la méthode fudorifique préfente des avantages qu'on n'obtiendroit pas d'ailleurs ; mais comme
ce traitement doit être fuivi long-tems avec opiniâtreté, fur-tout quand, comme dit *Bennet*, le malade
fe trouve bien de fon ufage, & que fa fueur a un
goût falé, & comme il affaiffe néceffairement les
forces, il devra être accompagné d'un régime tonique
capable de les foutenir & de les relever ; ici les
eaux ferrugineufes , les frictions feches , les longs
voyages , l'habitation dans un air plutôt fec qu'humide , mais toujours à l'abri des vents , les diurétiques
tirés des balfamiques & de la fcille , &c. peuvent
être d'une grande utilité.

84. Dans l'un & l'autre cas , quand il y a eu
répercuffion de quelque humeur cutanée, on peut,
avec

avec quelque fondement , employer les cauteres &
les veſſicatoires ; qu'elle que ſoit leur maniere d'agir ,
& l'utilité qu'on prétend en avoir retirée , dans aucun
cas de maladies chroniques , leur emploi ne paroît
mieux juſtifié que dans celui-ci.

CHAPITRE IX.

Phthiſie à la ſuite de l'abſorption de matieres
terreuſes volatiles.

85. UNE infinité d'artiſtes & d'ouvriers qui paſſent
leur vie dans la pouſſiere des matieres qu'ils travaillent , ſont ſujets , après quelques années d'exercice de
leur profeſſion , à des maladies de poitrine dûes à
l'intromiſſion de ces matieres dans les poumons au
moyen de l'air. Ils n'éprouvent d'abord qu'un ſenti-
ment douloureux à la région de la poitrine , accompagné de diſpnœe , & même d'orthopnœe , qu'ils
nomment Asthme , mais improprement , puiſque
l'asthme eſt ordinairement périodique , au lieu que
les difficultés de reſpirer dont il s'agit , ont continuellement lieu.

Ces symptômes font le premier degré de la phthisie dans laquelle ces malades tombent par la suite, c'est-à-dire, ces particelles de matiere amoncelées dans les vessicules bronchiales, y forment, en s'agglutinant, des especes de tubercules qui, par l'irritation qu'ils causent aux parties environnantes, y déterminent l'inflammation, & par suite un ulcere qu'on ne peut guérir, tant que le corps étranger subsiste à son voisinage; il parcourt alors tous les périodes de la phthisie tuberculeuse, à laquelle ces matieres peuvent pareillement donner lieu, § 53., si on ne les évacue au plutôt, soit par la gêne qu'elles produisent à la libre action pulmonaire, soit par irritation, au moyen de laquelle, on fait qu'il peut naître des galles fur le corps humain, comme il en naît fur les feuilles des végétaux; d'où, on a l'histoire du premier, second & troisieme degré de cette maladie, en se transportant aux symptômes qu'on observe dans la phthisie tuberculeuse, proprement dite.

86. Les auteurs qui ont traité de cette maladie, prescrivent les huileux & les adoucissans de tout genre (*); il est cependant évident, d'après ce qui vient d'être dit, que dans le premier degré tout traitement palliatif est non-seulement inutile, mais encore pernicieux, parce qu'il entretient la cause

(*) Voyez Ramazini, de morb. artificum.

du mal ; la raifon , & des obfervations heureufes de pratique que j'ai faites fur des meûniers et des mineurs , m'indiquent, au contraire , que fi l'on eft appellé dès les commencemens de la difpnœe occafionnée par ces matieres , il faut en tenter la cure radicale , qui confifte dans l'ufage des vomitifs répétés , après les avoir fait précéder des remedes généraux appropriés aux circonftances.

Les premieres voies font ordinairement auffi tapiffées d'une croute terreufe qu'il eft inftant de détacher , & d'évacuer, parce qu'elle empêche les digeftions & l'abforption du chyle ; les vomitifs de tout genre, choifis fuivant l'indication , rempliffent parfaitement cet objet, en même-tems que par les fecouffes qu'ils occafionnent, ils font rendre par l'expectoration , les tubercules terreux dont la préfence ne tarderait pas à produire l'ulcere, & en empêcherait la cicatrifation, s'il exiftait déjà, tubercules qu'on ne pourrait détacher ni évacuer par aucun autre moyen.

87. Le régime tempérant ou tonique qui peut convenir à ce traitement , fera indiqué par le degré de forces du malade, d'après les regles énoncées , §. 60, 61 , 62 & fuiv.

88. Mais fi le mal eft déjà au fecond degré quand nous fommes appellés , qu'il y ait à préfumer que l'amas terreux fe foit déjà endurci , & comme enkifté dans la fubftance pulmonaire , ou qu'il foit accom-

G 2

pagné de vrais tubercules, & que le malade expectore déja du pus ou des crachats mêlés de fang, nous nous garderons de recourir'à la cure radicale, § 58, nous bornant à prévenir de plus grands maux, par la méthode des palliatifs, à laquelle nous recourrons auffi uniquement, dans le dernier degré de cette maladie, lui combinant alors les analeptiques comme l'unique reffource qui nous refte.

CHAPITRE X.

Phthifie à la fuite de l'Afthme.

89. NOUS avons dit, §. 85, qu'on confond fouvent la difpnœe dont on vient de parler, avec l'afthme proprement dit, fur tout, parce que l'une & l'autre maladie attaquent également les mêmes conftitutions, & qu'il eft aifé de s'y méprendre; il eft vrai auffi qu'en derniere analyfe leurs effets font les mêmes; mais ces maladies différent effentiellement entre elles quant à leurs caufes, & au traitement qui leur convient; dans le premier cas, en effet, la caufe étant vifible, on peut entreprendre

une cure radicale, & on le doit même ; dans le cas de l'afthme, au contraire, il n'eft pas facile de déterminer la caufe, & on ne peut raifonnablement employer que la cure palliative.

90. L'afthme, proprement dit, (*Nofolog. de Cullen, genre. LV.*) eft le plus fouvent une maladie héréditaire ; il n'eft pas rare de le voir fe terminer par la phthifie, après des paroxifmes fréquemment réitérés ; il n'eft même aucune époque de la vie, à laquelle cette terminaifon ne puiffe avoir lieu ; j'ai été confulté dernierement pour un phthifique confommé, âgé de 63 ans, qui, ayant été afthmatique toute fa vie, à commencé à cracher du pus à 61 ans ; peut-être même quand l'afthme n'eft pas funefte par la violence de quelques-uns de fes paroxifmes, fe termine-t-il toujours par la phthifie ; mais il eft certain qu'en général alors, il n'abrége pas de beaucoup la vie ; car il n'eft pas rare de voir des octogénaires qui ont été attaqués de l'afthme pendant toute leur vie.

91. L'afthme attaque ordinairement les hommes bien conftitués, à fort tempéramment & à fibre rigide, foit que ces individus foient replets, foit qu'ils foient grêles ; cette obfervation n'eft pas indifférente pour le choix de la méthode dans les cas de phthifie.

On prétend qu'il attaque auffi les conftitutions

inverſes ; mais je crois qu'alors il n'eſt pas eſſentiel , & qu'il n'eſt qu'un ſymptôme de l'hipochondrie, de la diſpepſie , de l'hyſtériciſme , ou de telle autre affection nerveuſe, & qu'il doit plutôt être rangé parmi les diſpnœes ſymptômatiques.

92. D'après les ouvertures de cadavres des aſthma-thiques , & les ſymptômes qui s'annoncent quand l'aſthme a dégénéré, en phthiſie , il paroît démontré que ſa terminaiſon ordinaire eſt de produire des congeſtions dans les poumons , telles que des tuber-cules , des duretés dans les canaux des bronches , des adhérences , &c. , d'où , on peut lui appliquer ce qui a été dit aux chapitres concernant ces di-verſes eſpèces de phthiſie.

93. Rigoureuſement parlant , l'aſthme doit être conſidéré comme le premier degré de la phthiſie qui en eſt la ſuite ; celui qui en connoîtroit la cauſe prochaine , en opéreroit , ſans doute , la cure radi-cale. Mais juſqu'ici , tout étant conſidéré , quelle qu'en ſoit la théorie , les ſaignées , les tempérans , les antiſpaſmodiques , les amers , &c., adminiſtrés ſuivant le préjugé ſur la cauſe , n'ont pas paru en arrêter les effets ; je me ſuis tourné ſouvent du côté oppoſé , en preſcrivant les toniques , les ſueurs & l'exercice ; mais combien il m'a fallu avouer mon ignorance, quand les perſonnes auxquelles je conſeillai ces moyens , me diſoient « qu'elles étoient paſſionnées

» pour la chasse & qu'au milieu même des exercices
» les plus forts , & des sueurs les plus copieuses ,
» elles étoient prises du paroxisme ?

Nous sommes donc réduits , je crois , à nous tenir
à la médecine symptômatique dans cette maladie.

94. Quand l'asthme commence à produire la
phthisie , les intervalles des paroxismes ne sont plus,
comme auparavant , tout-à-fait libres de difficulté
de respirer ; il reste un sentiment de pésanteur dans
la poitrine, avec douleur ; il survient une toux séche
avec expectoration forcée de sérosité ; bientôt ces
crachats sont mêlés de sang , accompagnés de fievre ,
d'une douleur plus vive , & d'une difficulté de respirer
telle que le malade est presque toujours obligé
d'abandonner la position horisontale. C'est-là le
second degré de la maladie.

95. Aussitôt que ces symptômes commencent à
s'annoncer , on doit avertir les malades du danger ,
où ils sont, & auquel ordinairement ils ne croient
pas. La constitution individuelle , §. 91 , & le plus
ou moins de violence des symptômes indiquent assez
le régime & le traitement qu'il faut suivre : la saignée
& le régime strictement tempérant , sont indispen-
sables à ce second degré.

96. Quand l'ulcere est décidé & que l'expectoration donne du pus en abondance , le traitement
doit être modifié suivant la diversité des circons-

tances , d'après les confidérations qui ont été faites au chapitre fixieme , avec lequel cette efpece de phthifie à la plus grande analogie.

CHAPITRE XI.

Difpofition à la Phthifie.

97. **N**OUS avons vu dans tout le courant de cette fection que la phthifie peut attaquer toutes les conftitutions & tous les âges ; mais les médecins ont de tous tems obfervé que certain âge, & certaines conftitutions individuelles en favorifent particulière- ment le développement.

La phthifie étant toujours dans fes commence- mens une maladie active ; il eft dans l'ordre des chofes qu'elle naiffe précifément dans le tems, où la pléthore du fyftême artétiel favorife le plus ces maladies , & tel eft l'âge de dix-huit à trente-cinq ans.

98. Une taille mince & alongée ; une poitrine étroite , accompagnée d'épaules faillantes & d'un long cou, une peau blanche & délicate, le blanc

des

des yeux très-clair , des cheveux blonds , une voix aigüe , beaucoup d'irritabilité dans la fibre mufcu-laire , & de promptitude dans la fenfation & dans l'action , une grande vivacité d'efprit ordinairement prématurée ; telles font les conftitutions qu'on a obfervées être le plus difpofées à la phthifie , qui tiennent aux premiers rudimens du fœtus , & d'où l'on préfume la phthifie héréditaire , quoique cette dénomination foit irréguliere , & que pour parler avec exactitude , il faille dire , difpofition héréditaire à la phthifie , puifqu'il eft infiniment rare qu'on naiffe avec des tubercules ou avec l'ulcere pulmonaire , fi même on peut croire que ces anomalies aient jamais eu lieu.

99. Des forces qui ne répondent pas à la volonté & qui font bientôt épuifées, une difficulté de refpirer quand il faut monter des chemins fcabreux , ou quand l'on parvient dans des lieux on l'atmofphère eft plus pure & plus légere, ou quand l'on a pris un peu plus d'alimens que de coutume, la facilité à faigner du nez ou à cracher du fang dans les exercices un peu violens , ou dans un dégré de chaleur plus haut qu'à l'ordinaire ; tels font les caracteres qui confirment cette difpofition, & qui annoncent que la phthifie eft inftante.

100. C'eft-à-dire, à cet âge, §. 97 , le corps ayant terminé fon accroiffement en longueur, les

artéres ne cédant plus à la force qui les diftend , & les veines préfentant encore de la réfiftance , cependant le volume du fang reftant le même , l'individu confommant même béaucoup , & le cœur ayant toute fon énergie , il eft dans l'ordre naturel qu'il exifte , à cette époque , des inftans de congeftion fanguine qui caufe quelquefois des hémorrhagies innocentes , §. 75 , & qui , dans les corps bien conftitués ; fe diffipe très-vite par la facilité du développement des divers parenchimes , & la réfif- rance fucceffivement moindre des veines , d'où fuccède l'accroiffement en largeur qui fupplée à l'accroiffement en longueur qui ne fe fait plus , jufqu'à ce que l'équilibre parfait entre les arteres & les veines foit entiérement établi , ce qui a lieu à- peu-près , depuis les trente-cinq premieres années -de la vie.

Telle eft la marche ordinaire de notre dévélop- pement , & telles font les fages & admirables pré- cautions de l'éternelle providence , pour la confer- vation des êtres en général. Mais fi la capacité de la poitrine fe trouve rétrécie , l'expanfion pulmo- naire , & celle des autres vifcéres contenus dans la cavité inférieure du thorax , ne pouvant plus fe faire en fon entier , tandis que la force expultrice refte la même , qu'elle eft même augmentée par la ré- fiftance , & qu'il y a la même maffe de fang à

paſſer par les poumons, il y aura plus facilement
encore des congeſtions favoriſées d'ailleurs, à cet
âge, par d'autres circonſtances, §. 54 ; de plus la
foibleſſe & la délicateſſe de la fibre dans ces conſtitutions, §. 98 , expoſe les vaiſſeaux diſtendus à
des ruptures aiſées, de-là l'inflammation & l'ulcère
inévitable , ou, dans quelques circonſtances, des
tubercules.

101. Pourquoi la phthiſie, par diſpoſition eſt-
elle moins fréquente avant l'âge de dix-huit ans, &
après celui de 35, plus ou moins? Cette queſtion
ſur une choſe de fait, qui paroîtroit oiſeuſe dans
les autres branches de la phyſique expérimentale,
eſt encore indiſpenſable en médecine. J'y réponds.

1°. La phthiſie eſt moins fréquente avant 18 ans,
plus ou moins , parce que l'alongement facile des
arteres , qui eſt néceſſaire à la nutrition & à l'accroiſſement en longueur, ſupplée , dans toutes les
parties du corps, au défaut de dimenſion de la poitrine,
d'où il n'arrive alors que rarement des congeſtions que
je ſuis même fondé d'attribuer , quand elles ont lieu,
plutôt au vice rachitique & écrouelleux, qu'aux diſpoſitions à la phthiſie. Dernierement encore , je fus
conſulté pour un enfant de douze ans , qu'on traitoit ſimplement comme phthiſique, & je me con-
vainquis d'après ſon état convulſif & la ſtructure de
ſes membres, que le germe primordial de ſa ma-

ladie étoit dans le rachitifme qu'on n'avoit jamais voulu voir.

26°. La phthifie eft moins fréquente après 35 ans, plus ou moins, parce qu'alors les veines n'oppofant plus de réfiftance, le fyftême veineux l'emportant même fur le fyftême artériel ; les maladies actives ont beaucoup moins lieu, à moins que quelqu'accident imprévu ne les développe.

102. On voit donc que la difpofition à la phthifie eft elle-même le premier dégré de cette maladie, & que, s'il étoit poffible de l'éviter, la phthifie feroit réduite à l'état de fimple ulcère furvenu par accident aux poumons, comme il en furvient ailleurs ; ulcère qu'il y auroit toujours efpoir de guérir ; tandis que cette difpofition exiftant, c'eft-à-dire la caufe prochaine de la conjeftion, §. 100, en vain recourroit-on à la cure radicale, on n'en obtiendroit jamais d'autres effets que ceux qu'on a droit d'attendre de la cure palliative, pourvu toutefois encore que cette prétendue cure radicale ne s'oppofe pas directement aux loix éternelles de l'économie animale.

103. Les médecins ont, en conféquence, fait tous leurs efforts pour combattre cette difpofition. En comparant tout ce qui a été écrit fur cette matière, on voit que le réfultat de la majorité des opinions eft pour le régime tempérant ; employé dès le bas âge, & continué avec opiniâtreté jufqu'à

l'époque où l'on n'a plus rien à redouter ; ainfi, ici, dit-on, on a confervé l'unique rejetton d'une famille illuftre, en ne lui donnant d'autres alimens que le lait d'une jeune nourrice ; là, fe bornant aux végétaux, on a défendu l'ufage quelconque des alimens tirés du regne animal ; ici, on a recouru à de fréquentes faignées, faites à certains tems de l'année ; là, la pure & fimple navigation a fuffi, &c. &c.

104. En comparant l'action de ces fecours aux moyens énergiques que la nature emploie pour l'entier développement des organes contenants & contenus des animaux, & à ce qui compofe proprément la difpofition à la phthifie, on fe demande s'il eft poffible qu'ils aient jamais rempli le but de leurs auteurs, où l'on eft convaincu que s'ils ont eu l'air de réuffir, les fujets n'avoient nulle difpofition à la phthifie, ou s'ils y étoient difpofés, ils s'en font préfervés par une de ces anomalies qui échappent fi fouvent à notre fagacité.

En effet, pour développer nos jeunes membres, la nature emploie les exercices violens & continuels, le bon appétit & la facilité des digeftions. La vie réglée & fédentaire, ainfi que le régime médicinal, font auffi oppofés à l'inftinct de nos premieres années, que l'agitation & les excès le font à l'état inflammatoire. Quel contrafte entre la marche de la nature & celle des fecours mentionnés ! Avec la premiere , nous voyons fe former des hommes robuftes & bien conftitués ; avec la feconde , au contraire , nous n'avons que des individus délicats , foibles & grêles , ce que précifément nous cherchons à éviter.

Que la mémoire des grands hommes dont j'ofe cenfurer les écrits me pardonne ces expreffions : Le vice de leurs préceptes nait de la confufion ; ici , comme ailleurs , ils n'ont pas affez diftingué les cas ; ils ont pofé des principes généraux fans faire ufage de la *Méthode* , dont le défaut eft bien plus nuifible en médecine que dans les autres fciences. Les fecours dont je viens de parler ont une époque où ils font infiniment utiles , & une autre , où ils font non-feulement inutiles , mais encore dangereux , parce qu'ils font négliger les moyens qui peuvent être réellement efficaces. Leurs auteurs euffent donc dû pofer avec clarté ces différens cas !

105. Etant donc confultés pour un fujet dont les parens étoient phthifiques , & pour qui l'on craint le même fort , nous ferons une grande attention s'il a déjà atteint l'âge fatal , ou s'il en eft encore beaucoup éloigné. Prenons-le depuis fon enfance. Quelle indication avons-nous à remplir ? celle de donner à fa poitrine une dimenfion telle que l'ont tous les hommes bien conftitués. Nous avons à efpérer alors

de la nature non-contrariée, que dans la croiſſance, le contenant ſe développera avec le contenu. Irons-nous par des remedes affoibliſſans diminuer la vigueur de la vie, §. 104, & ne permettre qu'une ſimple végétation ? Quel développement avons-nous à attendre de cette conduite ? On craint d'augmenter trop le ton des ſolides, & de cauſer quelqu'inflammation ! Mais quand nous ne ſaurions pas que dans le jeune âge, juſqu'à 18 ans environ, les congeſtions ſont rares, §. 101, que les enfans robuſtes de nos montagnes ſont élevés ſans précautions, & que préciſément les maladies inflammatoires ne ſont plus communes & plus meurtrieres, en aucun lieu de la terre, que dans les villes & dans les maiſons opulentes, où l'on vit délicatement; quand, dis-je, nous ne ſaurions pas tout cela, ſi nous jettons les yeux ſur le ſyſtême vaſculaire du jeune animal, comparé avec celui de l'adulte, en voyant tant de rézaux, tant d'anaſtomoſes, tant de communications, tant de facilité de ſe prêter à la diſtenſion, & en nous rappellant en même-tems la ſaine théorie de l'inflammation, nous en craindrons ſans doute moins la poſſibilité, à cet âge, que dans tout autre tems de la vie.

Au contraire, miniſtres de la nature, nous en ſuivrons, pas à pas, les leçons.

106. En conſéquence, je ſuis d'avis que, juſqu'à

l'âge de 18 ans environ , loin de gêner un enfant
pour la poitrine de qui l'on craindroit , & loin de
lui prefcrire un régime de vie médicinal & gênant,
le meilleur prophylactique confifte à l'abandonner à
lui-même , comme fi l'on ne craignoit rien. Jufqu'à
cet âge, point de liens, (*) point d'occupation fédentaire , point de choix d'alimens ; je voudrois feulement qu'on ne lui donnât jamais aucune liqueur
fermentée , car ces boiffons difpofent les humeurs
animales à la ftagnation ; elles ne donnent qu'une
vigueur factice, fuivie de la foibleffe ; elles ne nourriffent pas , au lieu que les alimens nourriffent &
donnent une force conftante.

Il fera utile de lui faire faire chaque jour un
certain exercice plutôt violent que tempéré, & de
l'engager à des jeux qui exercent les mufcles fer-
vants à la refpiration , d'où la capacité de la poitrine
fera, peu à peu, augmentée ; ainfi, on commenceroit
par le jeu de la raquette, puis par celui de paume,
enfuite fucceffivement on viendroit au jeu du ballon,
&c. Les bains froids font de la plus grande utilité,

_____

(*) Au nombre des liens font compris les corps de baleine,
les maillots & les vêtemens trop ferrés ; je n'infifte pas fur
l'obftacle qu'ils mettent au développement de la poitrine des
enfans, leur ufage ayant été dès long-tems condamné par
tous les amis de la raifon & de l'humanité.

quand

quand il n'y a aucune contre-indication ; ils réuni-
roient un double avantage , celui de fortifier & de
dilater la poitrine , fi l'on faifoit apprendre la natation
au jeune individu qu'on veut conferver. Par-là , il
fe formeroit un bon tempéramment, groffier, il eft
vrai , mais de deftiné qu'il étoit à une maladie
terrible , il deviendroit fain & robufte.

J'ai fouvent obfervé que la phthific tuberculeufe eft précifément plus fréquente , dans deux
claffes oppofées de citoyens qui , par état ou par
goût , menent une vie fédentaire ; favoir : dans la
claffe pauvre des artifans des villes, qui s'occupent
d'arts ou de métiers ftationnaires, & les tranfmettent à leurs enfans, ou de ceux qui travaillent aux
mines, à creufer les puits, & à d'autres occupations,
où le corps gêné dans fes mouvemens , & devenu
comme une éponge pour l'humidité qui l'entoure,
ne prend qu'un développement forcé : l'autre claffe
eft celle des citoyens qui ont une fortune aifée, ou
qui s'occuppent de la plume, des arts libéraux, &
qui tranfmettent de même à leurs enfans, leurs goûts,
leurs loifirs ou leurs inclinations.

Quel que foit le perfectionnement des profeffions,
que les économiftes ont attribué à leur tranfmiffion
continuelle de pere en fils, je ne puis fouffrir de voir
l'efpece humaine s'abâtardir pour l'élégance de tel
ou tel art ou métier ; la feconde ou la troifieme

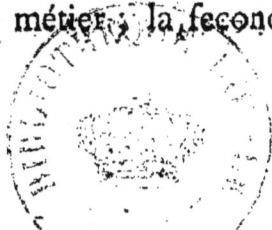

génération d'une famille de fcribes, de cordonniers
ou de tailleurs, fans interruption, eft, felon moi,
quant aux qualités phyfiques, une pauvre génération;
j'en dis de même des autres métiers, il faut les
croifer pour qu'ils ne nuifent pas, comme il faut
croifer les races pour avoir de belles efpeces; que
les citoyens laborieux dont je parle, ne tranfmettent
donc pas à leurs enfans les métiers, où ils ont puifé
le germe de la mauvaife fanté qui les accable; ils
ont à choifir parmi les profeffions actives, de quoi
leur former un bon tempéremment, & les rendre
utiles à eux-mêmes & à la fociété.

Dans la feconde claffe, l'on eft en ufage d'accou-
tumer, de très-bonne heure, les enfans à employer
plufieurs heures du jour à des études pénibles &
défagréables, qui n'exercent que la mémoire, & lui
impofent un fardeau qui probablement ne produira
jamais ni plaifir, ni utilité; on fait une violence
continuelle au corps & à l'efprit des ces jeunes êtres;
en obligeant l'un à fe tenir long-tems affis & courbé
pour écrire, & en accablant l'autre d'idées abftraites
& fouvent abftrufes, inintelligibles pour lui; la folie
de certains parens & de certains inftituteurs s'étend
même jufqu'à comprimer, comme une action
déshonnête, tous les mouvemens de gaité & de
pétulence que font leurs éleves quand ils fe trouvent
feuls..... O vous! qui craignez la phthifie hérédi-

taire pour vos enfans , confultez la nature pour les en préferver ; voyez par le plaifir qu'ils ont à remuer fans ceffe, combien, dans les premiers périodes de la vie , elle s'occupe plus des facultés corporelles , que de celles de l'efprit ; étendez vos regards fur tous les animaux, à qui nous reffemblons parfaitement jufqu'à une certaine époque , & fi vous les voyez affligés de peu de maladies , recherchez-en la caufe, en comparant leur éducation phyfique avec la votre ; attendez le terme de leur accroiffement parfait pour les appliquer à l'étude ; on y gagne même fouvent , du côté de l'entendement ; car quoiqu'il foit poffible de produire, à l'âge de quinze ans , un homme qui ait fon caractere & fes mœurs formés , on n'a alors qu'un petit homme incapable d'amélioration ; au lieu que quand il n'a fa maturité que beaucoup plus tard , on a un homme très-fupérieur , courageux , vigoureux , actif , & fufceptible de perfection dans toutes fes facultés (*).

107. En vain la foule des préjugés illégitimes s'écrie-t-elle , qu'un enfant délicat auffi peu épargné, peut fuccomber fous une méthode auffi rigoureufe. J'ai déja répondu , §. 105 , à cette objection; j'ajouterai que fi on pouvoit conferver fon fujet par le régime doux, peut-être devroit-on prudemment

---

(*) Gregory. Effai fur l'homme. S. 1,

lui donner la préférence ; mais comme il périroit de même avec tous les foins, finon plutôt, ou au même tems, du moins plus tard, & avec une maladie à laquelle je ne vois pas comment on puiſſe s'oppoſer autrement, je penſe qu'il faut abandonner une méthode ſans efficacité, pour ſe tourner vers celle que l'expérience de tous les âges, l'obſervation de la nature, & une raiſon éclairée, plus puiſſante encore que l'expérience, déclarent être la meilleure.

Je citerois, en faveur de cette méthode, grand nombre de traits que l'hiſtoire nous fournit, ſi la guerre actuelle ne m'en avoit ſouvent offert de très-frappants. Je puis aſſurer avoir ſouvent rencontré de jeunes militaires qui avoient été nourris dans l'aiſance, & qu'au premier coup-d'œil j'aurois pris pour diſpoſés à la phthiſie ; leſquels m'ont dit s'être enrôlés avec enthouſiaſme, même avant l'âge de la réquiſition, avec très-peu de forces phyſiques, & ne s'être jamais ſi bien portés que depuis qu'ils ont partagé les fatigues innombrables des guerriers Français ; & ſi, pour ſervir ſes ſemblables, il eſt permis de parler de ſoi, j'ajouterai encore avoir éprouvé ſur moi-même l'efficacité de ce que je conſeille, ayant eu autrefois toutes les diſpoſitions à la phthiſie, à laquelle j'euſſe ſuccombé ; ſi une heureuſe pauvreté, qui me fit toujours marcher à pied & uſer

d'alimens groffiers, ne m'eût privé des fecours trom-
peurs que les riches donnent, à pure perte, à leurs
enfans.

108. Il peut arriver néanmoins différentes circonftances depuis l'enfance jufqu'à l'époque énoncée,
qui exigent diverfes modifications du traitement que
je propofe, & qu'il feroit trop long de détailler
ici ; il fuffit de les avoir indiquées.

109. Paffons à l'époque où nous fommes forcés
de recourir à une méthode inverfe. Si le jeune homme
pour qui on nous confulte eft déjà parvenu à fon
accroiffement complet, il n'y a plus à efpérer que
les dimenfions de la poitrine puiffent s'agrandir ; il
y auroit, au contraire, tout lieu de craindre qu'en
employant le régime tonique & fortifiant, l'on
n'augmentât l'orgafme & l'on ne décidât l'inflammation, fur-tout fi la difpofition fe montre déja avec
les caracteres notés, §. 99 ; il ne nous refte plus
alors d'autre refuge que dans la cure palliative,
§. 59, & fuiv., ou dans le régime ftrictement
doux & tempérant, §. 103.

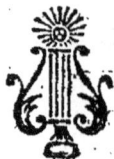

SECTION II.

CHAPITRE XII.

Phthifies Pulmonaires Symptômatiques.

110. IL eft plufieurs maladies qui, exerçant leur violence fur les vifceres de la poitrine, comme fur les autres parties du corps humain, préfentent quelques fymptômes de vraie phthifie pulmonaire, quoique, dans le fait, cette maladie n'exifte pas.

D'autrefois, la vraie phthifie fe trouve effectivement jointe à l'une ou l'autre de ces maladies, & le malade eft attaqué de deux maux qui préfentent des indications contradictoires ; j'ai vu plufieurs exemples de l'un & de l'autre cas, & j'ai appris, par quelques fautes, combien il eft effentiel que le médecin foit bien au fait du caractere & de la marche de ces maladies, ainfi que des complications qu'elles préfentent.

Être attentif à l'âge, aux forces & au genre de vie de fon malade, aux maladies de la faifon

& des localités ; avoir bien préfens à fon efprit tous les caracteres effentiels de phthifie , décrits, ch. 2 , & ceux de la maladie qu'il peut préfumer , les comparer, obferver, en cas de complication , quel eft le mal le plus dangereux & auquel il faut d'abord porter remede , telles font les voies qui empêcheront le médecin de commettre des fautes, & avec lefquelles , s'il ne guérit pas, du moins il aura l'efpoir de foulager.

111. Quant à moi, je ne me propofe de parler ici que des maladies qui font les plus communes & avec lefquelles je fuis le plus familier, telles que le fcorbut , les écrouelles , la maladie vénérienne & le rhumatifme , foit aigu , foit chronique. Je n'en parlerai même que rapidement, & pour completter le but de cette differtation , la matiere étant , en ce moment, trop au-deffus de mes forces.

CHAPITRE XIII.

Scorbut , avec apparence de Phthifie.

112. LE Scorbut, même dans fes commencemens, & avant de fe déclarer avec tous fes fymptômes, attaque fouvent les poumons par une pléthore

ad vasa, le malade respire difficilement ; il sent à la poitrine une pesanteur incommode ; il a une toux fréquente, accompagnée d'une serosité salée qu'il expectore, qui est même souvent suivie de l'hémorragie, & accompagnée de fievre.

On distingue cette maladie, d'avec la vraie phthisie. 1°. Par quelques-uns des symptômes toujours présens du scorbut. 2.° Le sang qui coule par l'hémorragie est bien loin d'être aussi rutilant que celui des hémophthisies ordinaires, il est au contraire clair & noirâtre, sans faire de couêne. 3.° La fievre qui se manifeste n'a pas le type de la fievre hétique ; elle est sans rémission marquée, §. 22. A. 4.° La langueur est extrême, le pouls est flasque & précipité, au lieu que dans la phthisie l'ame conserve son énergie, & le pouls offre un sentiment de tension & d'irritation, &c. 5.° Les crachats n'offrent jamais de vrai pus, & dans le fait, la maladie des poumons n'est pas ici un état inflammatoire, c'est une vraie échimose, une congestion sanguine, suite d'un commencement de dissolution, ainsi que l'ouverture des cadavres me l'a fait voir (*).

103. Il est inutile de dire que l'homme de l'art qui, jugeant à la hâte en pareil cas, d'après les

_____

(*) Voyez mon Mém. sur les affections scorb., imprimé à Embrun, an III.

apparences

apparences de pléthore, craindroit l'inflammation, & prescriroit, pour la prévenir, la saignée & les autres remedes antiphlogistiques, commettroit une faute irréparable ; car il est évident, que dans un si grand abandon des forces naturelles, il faut insister sur le régime fortifiant & antiscorbutique ; ne seroit-ce point dans cette espèce de phthisie que le cresson & quelques autres siliqueuses ont eu les succès que le vulgaire leur attribue dans cette maladie ? quant à moi, j'ai insisté hardiment sur les citrons, les roties au sucre pour aliment, la teinture spiritueuse de *Kina*, & l'esprit de *Cocléaria* pour médicamens, & cette méthode m'a paru la plus utile.

114. La vraie phthisie peut se trouver combinée avec le scorbut ; le mal est alors très-grave. A quelle maladie s'attachera-t-on principalement ? Je crois qu'il faut avant tout s'opposer au scorbut, soit comme mal plus pressant, soit parce que sa présence seroit un obstacle à la guérison de l'ulcere ; nous tâcherons donc de relever les forces par un régime suffisamment tonique, quelque contre-indiqué qu'il paroisse par les symptômes de la phthisie co-existante, afin d'allonger la vie de notre malade. » *Porro exhibeas etiam ægro illa, ut longiore tem-* » *pore vivere possit, qui non admodum a morbo* » *afflictus sit & debilitatus. Quin nec hoc exignum*

K

» *beneficium eft , robur aliquod ægro accommodare,*
» *& ne quid deterius experiatur.* » (*)

115. Les auteurs conviennent que l'hémophthifie
par érofion des vaiffeaux produit enfuite l'ulcere
pulmonaire ; ce cas peut être appellé proprement
phthifie fcorbutique , car les malades qui cra-
chent du pus après une femblable hémophthifie,
ont ordinairement quelques affections locales de
fcorbut, telles que les gencives gorgées & noirâtres,
des aphtes dans la bouche , & une haleine puante ;
ils fe plaignent plus particuliérement du goût falé
qu'a le fang qu'ils rejettent , ce fang même fe coagule
moins facilement ; & dans le fait, cet état doit être
confidéré comme un commencement de fcorbut ,
& comme une maladie intermédiaire entre les
fymptômes décrits, §. 112 , & la phthifie dont on
a parlé, §. 78 , & fuivans.

Le régime anti-fcorbutique convient généralement
dans ce cas ; mais il eft effentiel de faire attention
aux forces du malade, pour décider s'il doit être
tonique ou tempérant.

S'il eft jeune & pléthorique, il convient de faire
précéder la faignée, & de n'employer que le régime
ftrictement végétal ; fi , au contraire , le fujet eft
déja avancé en âge, que la pléthore ne foit que

(*) Alex. Trall. L. VII. Cap. I.

ad vafa, & que les fymptômes, §. 112, dominent déja, non-feulement la faignée feroit pernicieufe, mais encore le régime ftrictement végétal ne feroit pas affez fortifiant ; il faut y joindre l'ufage des viandes fraîches, de facile digeftion, & employer le régime anti-fcorbutique, fuffifamment tonique, & approprié aux circonftances, §. 113.

CHAPITRE XIV.

Ecrouelles avec apparence de Phthifie.

116. L'OUVERTURE du cadavre des écrouelleux a démontré qu'indépendamment de la membrane adipeufe, des mufcles, des tendons & des os, les écrouelles attaquent auffi les vifceres, tels que le foie, la rate, le pancréas & les poumons ; on a trouvé dans ces derniers, comme dans le méfentére, un grand nombre de tubercules remplis d'une matiere tantôt vifqueufe, tantôt féreufe, tantôt d'une autre nature, & de couleurs très-variées : ces maux font accompagnés de la fievre hétique très-caractérifée, §. 22 ; nul doute, par conféquent, que la maladie écrouelleufe ne préfente fouvent plufieurs fymptômes

K 2

de la vraie phthisie pulmonaire. Comme toutefois la phthisie simple présente souvent de l'espoir, & qu'elle exige un traitement différent de celui des écrouelles, tandis que les écrouelles parvenues à ce point de malignité ne permettent plus aucune espérance, il est d'une absolue nécessité de caractériser le cas qui appartient exclusivement aux écrouelles.

117. Il est rare que les écrouelles produisent de si grands désordres, avant d'avoir déja duré plusieurs années, & d'avoir produit à l'extérieur différentes tumeurs & ulceres qui, par l'absorption de leur acrimonie, ont enfin contagié tous les fluides, d'où, par l'histoire des antécédens, on peut estimer à quel genre de maladie l'on a à faire, indépendamment des symptômes qui sont particuliers à cette phthisie causée par les écrouelles; j'ai eu, en effet, occasion de voir, diverses fois, combien les symptômes étoient différens dans ce cas; il y avoit des douleurs vagues, des affections nerveuses, des fievres erratiques qui se joignoient à la fievre hétique; les malades étoient tantôt constipés, tantôt attaqués d'une diarrhée blanchâtre; l'expectoration varie aussi; elle fournit plutôt de la sanie que du vrai pus. Dans les phthisies ordinaires, l'expectoration fournit de plus en plus une vraie matiere purulente, sur-tout le matin, quand le malade a passé une bonne nuit. Ici, au contraire, examinez l'expecto-

ration du jour , examinez celle du matin , c'eſt une matiere aqueuſe , qui devient , de jour en jour , moins purulente, qui ſe change , de plus en plus , en un ſérum viſqueux , mêlé avec de petits flocons d'une ſubſtance blanche qui reſſemble à du lait caillé , & qui par ſon mêlange avec un fluide plus diaphane , offre quelquefois différentes couleurs à la vue ; en outre , la plupart des phthiſiques , ſur-tout dans la phthiſie tuberculeuſe , ſe plaignent d'une douleur à la poitrine , §. 22. K , ce qui arrive fort rarement dans le cas des écrouelles , car les déſor- dres qu'elles produiſent , tant à l'extérieur qu'à l'in- térieur , ſont plus fréquemment accompagnés d'in- dolence , à moins qu'elles ne ſoient parvenues à ce haut degré de violence , qui n'eſt pas éloigné de la mort. Ajoutons à ces caracteres , qu'il eſt auſſi infi- niment rare que ces grands maux aient lieu après l'âge de puberté , & nous aurons , je crois , ſuffi- ſamment de moyens pour diſtinguer la vraie phthi- ſie d'avec les effets des écrouelles qu'on a trop ſouvent confondues avec la premiere maladie , parce que la conſtitution des individus écrouelleux a beau- coup de reſſemblance avec la conſtitution de ceux qui ſont diſpoſés à celle-ci , §. 98.

118. Je préſume cependant que la conſtitution écrouelleuſe favoriſe les diſpoſitions à la phthiſie pulmonaire, qui ſe manifeſte après les 18 ans ; &

quand l'on apperçoit des caraƈteres d'écrouelles dans un enfant, quelques légers qu'ils foient, & quoique durant le terme de fon accroiſſement, ils n'acquierrent pas plus de violence, l'on doit encore bien plus ſe précautionner pour combattre ſes difpoſitions à la phthiſie : l'on a alors une raiſon de plus pour inſiſter ſur la méthode que j'ai conſeillée, §. 106..... Combien de fois, j'ai vu chez les grands de la terre, des enfans chéris, d'une conſtitution écrouelleuſe, périr par une méthode inverſe ! J'en ai vu qui étoient parvenus juſqu'à l'âge de douze à treize ans avec une ferme fanté, parce qu'ils avoient été livrés à des domeſtiques qui ne leur meſuroient pas les exercices de l'enfance ; rentrés fous le joug de l'étiquette, & confiés aux foins de l'aveugle timidité, ils tomberent comme la jeune plante qui proſpére en plein air, & que l'indiſcret cultivateur renferme dans une ferre.

119. Paſſé les 18 à 20 ans, la phthiſie, ſi elle furvient, paroît plutôt appartenir aux tubercules proprement dits, qu'à la diathèſe écrouelleuſe, & doit être traitée ainſi qu'il a été dit au chapitre qui la concerne. Si elle eſt évidemment jointe à l'exiſtence des écrouelles, foit que celles-ci foient ulcérées, ou qu'elles n'aient produit que des engorgemens, ou même qu'elles ne ſe manifeſtent que par les cicatrices des anciens ulceres, & par les apparences de l'ha-

bitude du corps, telles que la tuméfaction de la
lèvre supérieure s'étendant jnfqu'à la colonne du nez,
la faillie du front, la groffeur des jointures & le
gonflement de l'abdomen, & que ces fignes s'ap-
perçoivent auffi chez les parens, le traitement doit
être combiné & de ce qui convient aux écrouelles,
& de ce qui convient à la phthifie.

Généralement, dans la conftitution écrouelleufe,
les folides ont très-peu de ton, mais ils font au contraire
très-flafques ; elle préfente par conféquent une contre
indication dans le traitement antiphlogiftique qu'exige
quelquefois la phthifie tuberculeufe, dans le premier
tems, §. 70 ; on devra donc y avoir égard, & remédier
au plus preffant ; mais ce tems étant paffé, il paroît
conftant que le régime alimentaire tonique joint au
quinquina & autres remedes analogues, ainfi qu'aux
exercices gradués, mérite la préférence fur toutes
les autres méthodes.

CHAPITRE XV.

Maladie vénérienne avec apparence de phthifie.

120. J'AI été autrefois dans l'opinion, fur le té-
moignage de *Boerrhave* & de *Vanfvietten* (*), que la

(*) Comment. In Aphorifm. §. 1445. Bennet. Theat.
Tabid. p. 35.

maladie vénérienne pouvoit décider une véritable phthisie pulmonaire, en attaquant les organes de la respiration ; ayant eu depuis lors occasion de traiter plusieurs vénériens qui étoient, en même tems, phthisiques, & qui croyoient eux - mêmes qu'ils devoient leur maladie à une vérole ancienne, j'ai commencé à douter si le virus vénérien peut attaquer immédiatement les poumons ; car si la phthisie dont ils étoient atteints eût dépendu de ce virus, elle auroit disparu avec lui à la suite du traitement approprié, ainsi qu'on le prétend aussi ; mais après avoir eu à combattre la vérole, j'ai encore eu à traiter la phthisie, qui n'avoit diminué en rien par les remedes qu'on avoit employés pour la premiere maladie. Si une vérole réelle & manifeste ne produit pas la phthisie, encore moins pourra-t-on l'attribuer à ce virus, quand ne s'étant jamais manifesté par des signes extérieurs, on le soupçonne cependant héréditaire, ou quand le malade ne fait que soupçonner le virus, parce qu'il craint de s'être exposé à la contagion, quoiqu'il n'en ait eu aucun symptôme local, ou que, s'il en a jamais eu, ces symptômes se sont dissipés depuis longues années.

121. Voici cependant quelques circonstances qui ont pu faire croire à la phthisie vénérienne.

1°. Dans la vérole, proprement dite, l'on sait

que

que le virus attaque particuliérement les ligamens, les cartilages & les os, fur-tout ceux qui font fpongieux, tels que les côtes & le fternum. Il fe forme alors, fur la poitrine, un ulcere rongeant qui pénétre bientôt du dehors en-dedans, avec des fymptômes très-graves : & tel eft le cas dont parle Bennet, qui a été cité §. précédent. J'ai moi-même actuellement fous les yeux un cas pareil, dans un jeune homme qui a un ulcere fiftuleux fur la partie antérieure de la poitrine, ouvert extérieúrement de la largeur d'un écu, & pénétrant dans la capacité, où il verfe fon *ichor*, que le malade crache abondamment, fans éprouver ni de grandes douleurs, ni une grande difficulté de refpirer.

2°. La vérole fe manifefte également par des ulceres graves placés non-feulement dans le gofier, & fenfibles à la vue, mais encore tout le long de la trachée-artere. Souvent, long-tems après l'entiere difparition des fymptômes locaux, & le malade fe croyant guéri, il naît, tout-à-coup, un ulcere à ces parties ; fouvent auffi, après un long traitement, où tout le refte a difparu, ces ulceres reftent. Le malade alors eft fans ceffe tourmenté par la toux ; fes crachats ont une apparence purulente ; & la maladie fimule réellement la phthifie dont nous avons parlé §. 78 & fuivans.

Dans l'un & l'autre cas, la maigreur & la véri-

L

table fievre hétique font de la partie ; mais ces maladies cédent au traitement qui convient dans le cas de vérole rebelle, ce qui ne pourroit jamais avoir lieu, fi les poumons avoient réellement été ravagés par le virus.

122. Il arrive auffi dans quelques tempéramens, que, lors de l'adminiftration du mercure, & quand celui-ci porte à la bouche, on apperçoit quelques fymptômes d'affection de poitrine. Chez les individus foibles & irritables, chez ceux en qui la capacité de la poitrine n'eft pas fort grande, le fublimé, fi l'on s'en fert, ftimule facilement les vaiffeaux pulmonaires. En général auffi, le mercure, fous quelque forme qu'on l'adminiftre, fi l'on n'eft pas bien attentif à fa maniere d'agir, produit fouvent la pléthore *ad vafa*, & principalement dans la poitrine, quand celle-ci eft délicate & de petite dimenfion. Or, ces effets du mercure peuvent être mal-adroitement attribués à la vérole, & comme ils fe diffipent quand on a ceffé le traitement, on peut encore croire que celui-ci a diffipé une phthifie vénérienne.

123. Je penfe donc à préfent, avec le Docteur Hunter, que le virus vénérien n'attaque heureufement pas les vifceres effentiels à la vie. Le malade peut, il eft vrai, cracher une fanie purulente, mais c'eft dans un des cas notés §. 121, & dans des cas approchans ; on doit alors une femblable expecto-

ration aux communications du tissu cellulaire, ainsi que dans bien d'autres cas dont je parlerai bientôt, & où l'on a trouvé les poumons très-sains. Il peut se faire cependant que le mal devenant de plus en plus grave, & la sanie accumulée détruisant tout ce qu'elle touche, les poumons en soient, à la longue, aussi altérés ; mais cette maladie est bien différente de la vraie phthisie pulmonaire proprement dite.

Il ne me reste, en conséquence, à parler que de ce qu'il faut faire quand la phthisie se trouve jointe à la vérole, & du choix du régime en pareil cas.

124. Quand la phthisie se trouve jointe à la vérole, il convient de dissiper cette derniere maladie, avec la prudence convenable dans l'administration du mercure, avant de s'attacher à la seconde ; car ce mélange de maux rend l'un & l'autre plus grave, & il y a à craindre, si on commence par la phthisie, qu'après avoir amélioré l'état de la poitrine, les remedes employés pour la vérole ne détruisent le premier bien, §. 122, au lieu qu'en attaquant d'abord la vérole, on remédie ensuite, tout-à-la-fois, aux dégâts qu'a pu faire le mercure.

125. Quant à la nécessité du régime tonique, ou tempérant, dans cette complication de maladies, elle se déduit de l'espèce de phthisie qu'on a à combattre, & de l'état des forces du malade, auquel

L 1

auquel il faut toujours, en premier lieu, faire attention. J'obſerve ſeulement, 1.º Que l'état rebelle de l'ulcere dépend ſouvent de l'atonie des ſolides, & de la pauvreté, pour ainſi dire, à laquelle le ſang eſt réduit. 2.º Qu'après le traitement mercuriel, il m'a toujours paru que les phthiſiques ſe trouvoient mieux d'un régime modérément tonique, que d'un régime abſolument inverſe ; je ne prétends cependant pas donner ici une regle générale, c'eſt au medécin prudent à régler ſa marche ſuivant les circonſtances, d'après tout ce qui a été dit dans le courant de cette diſſertation.

CHAPITRE XVI.

Rhumatiſme, avec apparence de Phthiſie.

126. LES diverſes maladies qui attaquent les articulations, opérent ſouvent des métaſtaſes ſur les principaux viſceres, & en particulier ſur les poumons; quelquefois ces métaſtaſes ſe terminent vîte par une pnéumonie funeſte; d'autrefois elles produiſent l'aſthme aigu, & différents ſymptômes de phthiſie.

J'ai foigné, il y cinq ans, une jeune femme atta-
quée d'un rhumaftime aigu aux extrêmités inférieures,
lequel rhumatifme fit une métaftafe fubite fur les
poumons ; crachement de pus , fievre hétique &
amaigriffement complet ; telles en furent les fuites.
Plufieurs célebres medécins furent appellés ; on
tenta en vain tous les moyens pour rappeller à l'extérieur l'affection rhumatifmale ; on employa les
veſſicatoires, les fudorifiques & les amers, &c. Le
petit lait clarifié dont la malade fe détermina à
vivre uniquement, fut l'unique remede dont elle ait
retiré quelque fecours.

J'ai envoyé, il y a deux ans, au Confeil de
Santé, à Paris, l'hiftoire d'un jeune homme nommé
Marc Guai , que j'ai foigné pendant long-tems à
l'hôpital de Marfeille, pour un rhumatifme chronique
qu'il avoit à la cuiffe & à la jambe droite ; les douleurs
de ces extrêmités parvinrent à fe calmer , mais il furvint
au malade plufieurs fymptômes de phthifie , avec une
petite fievre dont il mourut. Je fis l'ouverture de fon
cadavre pour rechercher les effets de cette métaftafe.
Ayant d'abord difféqué l'ancien fiege de la douleur,
je n'y découvris rien qui ne fut dans l'état naturel ;
mais je trouvai dans la poitrine , des adhérences mul-
tipliées, de l'inflammation , du pus, & une dureté
cartilagineufe dans une bonne partie du poumon
droit, le tout enveloppé de cette matiere glutineufe

qu'on rencontre presque toujours à la suite de la diathèse inflammatoire.

127. Je suis donc fondé à croire que l'effet de ces métastases est une affection inflammatoire très-décidée dans les vaisseaux du poumon , qui , quand elle est trop violente , produit tout-à-coup une congestion mortelle ; & qui , quand elle est moindre , ne produit qu'un état phlegmoneux ou érithéma-teux.

128. En conséquence, il n'y a pas à hésiter sur la nature du régime : il doit être strictement anti-phlogistique , au moins dans les commencemens, & dans la suite , on doit le modifier suivant les circonstances, & la force ou la faiblesse du sujet.

Je sais que la métastase de la goutte rentrée, n'est pas traitée ainsi par quelques praticiens de réputation ; *Cullen* conseille , dans ce cas, d'employer les nar-cotiques , les antispasmodiques & les vesicatoires (*). N'ayant jamais vu de cas pareils , je ne puis décider quel est l'effet d'une semblable métastase ; mais ayant bien observé ce qui arrive lors du rhu-matisme , je me suis toujours apperçu que les saignées & le régime tempérant approprié , étoient le meilleur antispasmodique possible, d'après l'Axiome, *Contraria contrariis curantur.*

_____

(*) Mod. Prat. §. 581.

CHAPITRE XVII.

Fausses Phthisies Pulmonaires.

129. J'Entends par fausses phthisies pulmonaires, cet
état dans lequel le malade crache du pus, ou une
matiere qui lui ressemble, tantôt sans autre symptôme de phthisie que la toux, tantôt avec quelques-
uns de ses autres symptômes, & sans aucun indice de ces
diathêses morbifiques générales dont j'ai parlé dans
les chapitres précédens, sous le nom de phthisies
symptômatiques. L'on sait que les plus habiles medécins peuvent souvent se tromper sur le diagnostique
de la phthisie pulmonaire ; l'ouvrage *De causis &
sedibus morborum* de l'immortel Morgagni, est rempli de traits, où nous voyons que l'ouverture du
cadavre a démontré l'existence de la phthisie pulmonaire là, où l'on ne l'auroit pas cru, & sa non-
existence là où on l'avoit jugée exister pendant la
vie ; j'ai eu lieu aussi de voir moi-même mes erreurs
là-dessus, dans le grand nombre d'ouvertures de
cadavres que j'ai faites faire ; sera-t-on ensuite étonné
si tant de remedes ont été vantés spécifiques pour la

phthifie, qui ont échoué quand on a eu la vraie phthifie pulmonaire à traiter , & fi le traitement méthodique qui convient à la phthifie des poumons, a fouvent été funefte, parce qu'on avoit à combattre la phthifie des autres vifceres ! s'il eft fi difficile à rencontrer jufte dans la cure de la phthifie pulmonaire bien caractèrifée , que doit-il en être lorfqu'on eft dans le doute? car chaque vifcere en fuppuration exige un traitement à lui , comme font différentes fa texture , fa maniere de fe nourrir & de faire fes fonctions , & la qualité de fes fécrétions ; nous nous nous fommes beaucoup moqués de la façon de penfer des anciens fur la nature premiere des divers vifceres ; eh bien , dans plufieurs abcès du foie que j'ai été dans le cas de traiter , & dont un eft encore fous mes yeux, j'ai vu que la méthode propre à la phthifie pulmonaire, eft nuifible à cette phthifie hépatique; & je me fuis fervi , avec avantage , de la méthode des anciens ; . . . . . mais cette digreffion eft étrangere ici , j'ai feulement voulu faire voir combien eft criminelle la témérité de ces individus qui ofent exercer une profeffion qui n'eft pas la leur, & dans laquelle échouent même ceux qui s'y livrent exclufivement !

130. J'ai dit que l'on peut cracher du pus, ou une matiere ayant l'apparence purulente fans autre fymptôme décidé de phthifie, que la toux ; on peut

rapporter à cette claffe. 1.° Ce que les écrits de
medécine difent des métaftafes de pus qui, d'un
abcès quelconque, fitué hors la poitrine, paffe dans
les bronches, au moyen du tiffu cellulaire, pour être
expectoré fans autre inconvénient; on peut même
réduire à cette opération bien fimple, le fyftême de
cachochimie purulente de *Dehaen*, qui croyoit,
d'après Hippocrate, *De natura hominis*, cap. VI,
que le pus après avoir roulé dans la maffe du fang,
venoit fe porter aux poumons pour être expectoré,
tandis que d'après les loix de l'hydraulique animale,
il eft bien connu que, fi pareille cacochimie exiftoit,
les reins feroient l'émunctoire naturel d'un corps
auffi pefant que le pus, ainfi que l'obfervation le
prouve tous les jours.

2°. Les maladies catarrales qui regnent en certaines
faifons, celles qui font habituelles, à tout âge, à
certains individus, & le catarre des vieillards.

131. On peut rapporter à la claffe, ou j'ai dit qu'à
l'expectoration fe joignent quelques fymptômes de
phthifie pulmonaire, fans que cependant celle-ci
exifte, les cas fuivants :

1°. L'abcès du foie & de la rate ; ces vifceres fe
corrompent fouvent, pour me fervir de l'expreffion
des anciens, fans qu'aucune maladie bien aigue ait
précédé; quelquefois ces accidens arrivent à la fuite
des fievres d'accès de mauvais caractere ; le mal

M

xait & croît peu à peu ; le malade n'eft pas
même obligé dans les commencemens de tenir le
lit, mais il peut remplir toutes les fonctions de
la vie ; à peine apperçoit-on d'abord une petite
fievre, qui, toutefois, avec les progreffions du mal,
devient décidément hétique avec un redoublement
marqué tous les foirs : alors le malade reffent une
chaleur qu'il indique dans la poitrine ; il eft affecté
d'une toux fréquente ; il fe fent fuffoqué, & cette
augmentation de fymptômes finit avec la fueur. A
mefure que la maladie fait des progrès, une langueur
extrême s'empare des facultés du corps & de celles
de l'ame ; de tems en tems, il furvient des défaillances,
les urines & les felles dépofent le pus qu'heureufement la nature entraîne par ces voies. Telle eft
l'hiftoire fidelle de ce que j'obferve chaque jour chez
un malade que je traite, & que je ne guérirai pas.
En vain rechercheroit-on par l'attouchement le fiege
du mal ; on ne peut le découvrir que par des fignes
rationels & par la connoiffance des antécédens.

2°. La phthifie dite ftomacale.

3°. La phthifie par épuifement.

Ces deux dernieres font mal dénommées, car il
n'y exifte aucune phthifie proprement dite, mais il
y a réellement plufieurs fymptômes de cette maladie,
tels que toux, amaigriffement, &c.

132. Ce n'eft pas ici l'occafion de parler du pre-

mier cas du §. 130, ni du premier cas du §. 131;
je me propose feulement de traiter briévement des
maladies catarrales, de la phthifie dite ftomacale,
& de la phthifie par épuifement.

CHAPITRE XVII.

Maladies Catarrales.

133. IL ma toujours paru qu'il convenoit de diftinguer
trois tems dans l'affection catarrale ; le premier qui eft
communément inflammatoire, le fecond qui eft celui de
l'expectoration du mucus vifqueux qui s'eft ramaffé
dans les cellules des poumons & du tiffu cellulaire qui
environne les bronches & la trachée, & le troifieme
enfin, qui paroit n'être plus qu'une habitude de
fécrétion de ce même mucus.

Sur la fin du fecond tems, il arrive fouvent que
l'expectoration femble fournir du vrai pus, grisâtre,
pefant, & fe divifant facilement ; quand le malade
ne repofe pas pendant la nuit, cet état eft accompagné d'un peu de fievre & de chaleur, ce qui joint
à la toux & à l'amaigriffement, peut faire croire à
la phthifie; mais en obfervant, 1°. Que la fievre n'a
pas le caractere de la fievre hétique, §. 22, compagne

M 2

indivifible de-la-phthifie ; 2°. Que les maladies catarrales font ordinairement des maladies de la faifon,
& quelquefois même épidémiques, enfin, en ayant
égard à la conftitution du fujet, aux caufes antécé-
dentes, à la durée de la maladie, aux maladies
intercurrentes, à la faifon, aux variations de l'atmofphère, & à la nature du fol qu'on habite, il fera
moins facile de fe tromper que fi on ne faifoit
attention qu'à l'expectoration qui eft fort fujette à
induire en erreur.

134. Il convient cependant de ne jamais fe fier à
la bénignité de la maladie, car dans certaines difpo-
fitions t § 98, ou quand l'on a employé un mauvais
traitement dans le premier tems, le plus fimple
catarre peut produire des adhérences, §. 40, ou la
phthifie tuberculeufe, §. 53.

135. La caufe prochaine de toute affection catarrale (hors celles dont nous parlerons, §. 139) étant
manifeftement dans un fpafme qui fe fait fentir par
des friffons; d'où l'action artérielle eft augmentée, il
eft difficile de concevoir le premier tems fans être
accompagné de plus ou de moins de diathêfe
inflammatoire ; parconfequent, ici, le régime doux,
tempérant & très-délayant, eft particuliérement
indiqué, approprié au degré de violence de la maladie,
& à l'état de forces du fujet ; tant qu'il a chaleur,
fechereffe, tenfion à la peau & infomnie, il faut être

en garde contre un régime contraire ; le vulgaire, dans cette maladie, a en horreur la faignée ; il a fouvent raifon, parce que les fimples délayans bûs à longs traits fuffifent quelquefois, en excitant une douce tranfpiration ; il en induit de là qu'il faut fuer dans tous les cas, & fouvent alors il fe trompe beaucoup, parce qu'en négligeant la faignée & les autres antiphlogiftiques quand la diathefe inflam-matoire eft très-décidée, il s'expofe à tomber dans les maladies dont j'ai fait mention, §. 134.

136. Quand il n'y a plus d'irritation dans le pouls, & que tout fymptôme inflammatoire eft calmé, le malade eft dans le fecond tems de l'affection catarrale ; alors le régime tonique & fortifiant con-vient particuliérement, eu égard aux forces & à l'âge du fujet ; c'eft-à-dire, s'il eft jeune, vigoureux & très-irritable, le régime, quoique devant être tonique pour débarraffer la poitrine des matieres vifqueufes qui s'y font amaffées, devra cependant l'être moins, & approcher un peu du tempérant ; ici, le repos, les longs fomeils & les calmans font fouvent plus de bien que tous les expectorans chauds ou acres ; il conviendra donc de les employer de tems en tems : au contraire, dans les corps flafques & avancés en âge, le régime décidement tonique eft indifpenfable ; de même, quant à chaque vifite, le malade préfente des pleines écueles de matieres

expectorée, j'ai observé constamment que non-seulement nous devons permettre l'usage du vin & des substances animales, mais encore qu'il est des pays & des constitutions, où il est utile d'user de viandes salées & aromatisées, tels sont les pays bas & humides, & les corps empâtés ; c'est alors aussi que l'exercice doit être poussé plus loin que dans tous les cas de maladies de poitrine ; les voyages de plusieurs lieues par jour, comme le vouloit *Hippocrate*, & l'équitation tant recommandée par *Sidenham* sont encore très-efficaces ; à leur défaut, nous employerons les frictions séches faites pendant au moins demi-heure, trois à quatre fois par jour, car en vain recourrions-nous au régime & aux médicamens, si le corps n'est pas exercé.

137. C'est dans ce second degré de maladie catarrale que peuvent particuliérement convenir, quand la nature ne se suffit pas, le lierre terrestre, l'hysope, & autres plantes verticilées, en donnant du ton à l'estomac, & en augmentant par-là l'excrétion de la peau. Il en est de même du quinquina & des autres amaro-astringens ; ils sont souvent utiles dans les fibres molles, sur-tout dans les catarres d'automne, auxquels se joint quelquefois une fievre d'un type intermitent.

La scille, l'eau de goudron, & les térébentinacés, lorsqu'ils n'ont excité aucun érethisme, & qu'ils ont été employés dans des fibres molles, ont produit quelques avantages, non par des qualités pectorales, mais par leur détermination vers les reins.

L'eau faturée de chaux m'a auffi paru jouir alors de quelque propriété ; je ne puis cependant déterminer fi elle a agi fimplement comme abforbant dans les premieres voies, ou comme diurétique, ou comme un ftimulant pour tout le fyftême, mais je puis affurer qu'elle a été non-feulement fans danger, mais encore que, pendant fon emploi, fans mêlange d'autres médicamens, les crachats ont été notablement diminués.

Les vomitifs conviennent auffi, dans ce même cas, non-feulement quand ils procurent un vomiffement complet, mais encore quand ils ne font qu'entretenir la naufée. Au moment, ou ceci s'imprime, je les ai encore employés avec le plus grand fuccès.

138. Le fecond tems de la maladie catarrale paffe facilement au troifieme tems, §. 133, s'il n'eft pas traité méthodiquement ; ainfi que l'homme moral, l'homme phyfique & chacun de fes organes font tout habitude ; les vaiffeaux excrétoires du poumon, ayant été une fois excités extraordinairement, ils féparent fans ceffe une quantité de mucus, plus grande que dans l'état fain ; & telle eft la caufe principale des récidives du rhume, & de tant d'autres maladies dont il eft inutile de parler ici ;

il importe donc de rompre cette habitude ; on y réuffira en fortifiant tout le fyftême , & en augmentant les fécrétions, foit des reins , foit de la peau : ici , par conféquent , convient ftrictement , & fans différence de conftitution, tout ce qui a été dit, §. 136 & 137 ; il convient même d'être encore plus ofé dans le choix de l'exercice ; les travaux pénibles, & les chemins feabreux , doivent, à mon avis , être choifis de préférence.

Et ne voyons-nons pas que le fexe délicat, les gens de lettres & les oififs des villes, font ceux qui font les plus faciles à s'enrhumer ? Ils ont la peau fi fenfible à tous les changemens de température , que l'humeur de la tranfpiration reflue, pour ainfi dire , à tout inftant dans les poumons ; bien plus, cette efpece de métaftafe a lieu en changeant feulement d'habit , & dans les moindres excès des plaifirs de la table , ou de Vénus ; cette claffe d'hommes recherche une médecine douce, un médecin *patelin* ! bientôt les vaiffeaux exhalans du poumon contractent l'habitude dont j'ai parlé, le ton fe perd entiérement , & tous les matins ils expectorent un flegme gluant , au milieu duquel eft un autre phlegme rond & plus cuit, qui , à la longue , eft du pus , après avoir produit la phthifie pulmonaire , dans laquelle ces individus tombent facilement. Au contraire , nous ne voyons jamais rien de pareil parmi

les

les hommes laborieux & les habitans des campagnes, chez qui l'affection catarrale, quand elle a
lieu, se diffipe facilement & sans récidive.

139. Indépendamment de l'affection catarrale, à
laquelle nous pouvons être sujets à tout âge, il est
un tems auquel nous y fommes plus particuliérement
difposés, & où, tenant à notre organifation même,
elle ne dépend, pour ainfi dire, plus d'une caufe
que l'on puiffe éviter, rigoureufement parlant; c'eft
celui de la vieilleffe, dans les conftitutions plutôt
humides que féches.

Dans l'hiver de notre vie, la partie tendineufe
des mufcles s'augmentant chaque jour aux dépens
de la portion charnue, les ligamens articulaires &
les cartilages des fauffes côtes s'avançant vers l'offi-
fication complette, enfin, l'énergie nerveufe s'affaif-
fant chaque jour, l'expanfion pulmonaire ne fe fait
plus avec la même liberté, & par conféquent la
perfpiration n'a plus la même étendue ; mais nous
ne pouvons plus faire le même exercice ; la peau
devenue plus denfe ne tranfpire plus autant ; nos
poumons fe farciffent donc d'humidités, qui y abon-
dent de toute part, d'où l'affection catarrale eft naturelle à certains vieillards, & particuliérement à
ceux qui ne fe font pas habitués, dès la jeuneffe,
à une vie active, qui ont abufé de leurs forces dans
les plaifirs, & chez lefquels l'organe des urines ne

N

fupplée pas aux organes de la tranfpiration & de la perfpiration.

140. Cette affection produit quelquefois une orthopnœe très-allarmante, avec quelques fymptômes de diathefe inflammatoire ; elle exige alors un traitement particulier, adapté à l'urgence du cas & aux forces du malade ; hors de-là, elle doit être confidérée comme le fecond tems du catarre, §. 136, & on doit lui appliquer ce qui a été dit à ce paragraphe & au paragraphe fuivant, fur le régime tonique, ce régime étant ce qui peut le plus préferver les malades des retours fréquens de l'orthopnœe, ainfi que je puis affurer l'avoir obfervé plufieurs fois. J'en excepte feulement les alimens falés & aromatiques, parce que j'ai vu que chez les vieillards, ils déterminent fouvent à la peau des exanthemes très-incommodes.

L'ufage des calmans eft particuliérement nuifible dans cette maladie, où la nature fe fert, pour ainfi dire, de la veille pour entretenir l'expectoration ; il faut auffi être fobre fur les purgatifs, quoiqu'ils foient fuivis d'un foulagement très-prompt ; leur ufage diminue, à chaque répétition qu'on en fait, le peu de forces qui reftent, & que nous devons, au contraire, ménager.

141. Telle eft, je crois, la maladie qu'on a dû confondre fouvent avec la vraie phthifie pulmonaire,

lorfque l'on a donné le nom d'antiphthifiques à des fubftances abfolument fans action dans la vraie phthifie , §. 16. La plupart des auteurs fe font fondés fur l'expectoration , tandis que jufqu'ici les médécins de bonne foi font forcés d'avouer qu'il eft bien difficile d'établir une différence invariable entre le vrai pus & certaines matieres expectorées dans les catarres qui ont duré long-tems, qui fe divifent également dans l'eau , & enfuite fe précipitent , qui rependent une odeur infecte fur les charbons ardens , qui , dis-je rependent même fouvent cette odeur au fortir de la bouche du malade ; de forte, qu'ainfi que , dans la minéralogie & la botanique , on commettroit bien des erreurs fi l'on s'attachoit à un feul caractère pour juger du genre, de même , en medécine , notre jugement doit être compofé de l'enfemble de tous les caractères , fi nous ne voulons errer encore plus gravement à chaque ufage que nous en faifons, §. 19.

Il n'eft même pas difficile de rendre raifon de cette apparence purulente qu'on rencontre dans les crachats, & qui a donné lieu à l'opinion de *Dehaen*, §. 130 , parce que ce grand medécin avoit vu qu'à l'ouverture des cadavres de quelques-uns de ceux qu'on avoit cru être morts de la fievre hétique pulmonaire, on avoit trouvé les poumons dans un état très-fain (*).

(*) De Haen ; T. 1 , p. 118.

La fubftance d'un blanc fale, & pefante, que nous nommons pus, ne paroît pas toujours être la fuite néceffaire de l'inflammation; unie intimément à la férofité, elle ne s'en fépare que par le repos, & à un degré de chaleur donné; on n'en obtient jamais du fang pur; fa formation eft toujours précédée de l'écoulement naturel ou de l'expreffion inflammatoire de la férofité; hors du corps, & dans des conditions données, le pus fe précipite peu-à-peu de la férofité confervée dans des vaiffeaux, ainfi que les expériences de *Pringle*, de *Gaber* & de quelques autres, l'ont prouvé; dans le corps, on le trouve dans des kiftes, dans le tiffu cellulaire, fans qu'aucune inflammation ait précédé, & à l'ouverture du cadavre des hidro-piques, on en trouve fouvent des précipités au fond d'une immenfité de fluide féreux qui a éprouvé ici la même décompofition que nous lui faifons éprouver dans nos expériences de phyfique; ne confondons pas les matieres que la nature des organes & certains vices acquis mêlent avec le vrai pus dans quelques cas particuliers; le pus fourni par le phlegmon qui fuppure dans un corps fain, eft le même que celui qui fe précipite de la férofité dans les recherches du phyficien; concluons donc que toutes les fois que la férofité aura eu le tems de fe ramaffer dans une cavité quelconque & d'y féjourner, elle pourra fournir du vrai pus fans inflammation.

précédente , & que ce pus expectoré peut
devenir une fource féconde d'erreurs , fi on le
regarde toujours comme la fuite néceffaire d'un
ulcere , à moins qu'il ne foit mêlangé avec certaines
matieres qui caractérifent particuliérement l'état de
la partie qui le fournit, & qui lui méritent proprement, alors, le nom d'*Ichor*.

CHAPITRE XVIII.

Phthifie Stomacale , & Phthifie par épuifement.

142. JE range, dans le même chapitre, ces deux
efpèces de fauffe phthifie , parce qu'elles appartiennent au même genre , & qu'elles ont la même
caufe, le délabrement de l'eftomac & l'imperfection
des digeftions , d'où réfulte un état cachétique
qui a quelques reffemblances avec les effets de
l'ulcere pulmonaire, quoique celle-ci n'exifte pas.

143. La maladie commence par des mauvaifes
digeftions dans lefquelles les alimens tardent beaucoup
à fe changer en chile, & qui produifent des vents,

des rots & des selles à moitié cuites, toujours humides. Tantôt le malade eſt dégoûté, tantôt il a un appetit vorace, mais en vain ſe remplit-il, les alimens ne lui profitent pas; il tombe donc dans la maigreur, ſes yeux s'enfoncent, ſes tempes ſe décharnent, ſes jambes ont peine à porter ſon corps faible & languiſſant; ſa reſpiration devient lente, il reſſent des friſſons paſſagers & des douleurs dans le dos, entre les épaules; il eſt fréquemment attaqué d'une petite toux, féche, qui provoque un vomiſſement ſuivi de l'excréation d'une pituite viſ-queuſe; il rapporte lui-même le principe de ſa toux au creux de l'eſtomac, où il reſſent, dit-il, tout ſon mal, où il éprouve un poids incommode; ſon pouls eſt faible, languiſſant & fréquent, & il eſt très-fréquent après le plus petit mouvement; ſa reſpiration eſt alors ſuffoquée. A la longue, il éprouve de fréquentes palpitations, de fréquentes ſincopes, des ſueurs nocturnes; mais ſon ame eſt auſſi malade que ſon cotps; crédule, inquiette & inconſtante, elle change à tout inſtant de volonté, elle s'aggrave ſes maux, elle leur donne mille formes; à meſure que le mal empire, tous ces ſymptômes deviennent plus graves; la conſtipation ſuccéde à la diarrhée, pour être de nouveau rem-placée par celle-ci qui devient lienterie; enfin, comme dans la phthiſie, la grande maigreur dégé-

aére en bouffifures & en hidropifies de tout genre ;
le fang n'a plus fa confiftance, l'énergie vitale eft
perdue , & la tragédie finit, à peu près comme
dans le dernier degré de la pththifie pulmonaire.

144. On voit que la maladie dont nous venons
de parler, a une teinte, en gros, égale à celle de
la phthifie proprement dite; ce dont on n'eft pas
furpris quand on confidére que chaque principal
vifcere deftiné à la vie confentant avec toutes les
parties du corps, toutes ces parties doivent fouffrir
quand un de ces vifceres fouffre ; mais en entrant
dans le détail des fymptômes propres à la fouffrance
de chaque vifcere, on apperçoit les nüances particulieres qui diftinguent chaque maladie, & qui
en dirigent le traitement ; ainfi, en comparant les
fymptômes de la fauffe phthifie, §. 143, avec ceux
de la vraie phthifie pulmonaire, §. 22, le moins
exercé apperçoit tout de fuite une grande différence;
par exemple , la petite fievre qu'on obferve dans
cette fauffe phthific, eft bien différente de la fievre
hétique dont on a parlé alors, A, l'état du pouls
eft bien différent, C; les urines varient auffi; dans
cette fauffe phthifie, elles font ordinairement
blanches , pâles , & ténues , & dans la vraie
phthifie, elles ne font pas ainfi, F; dans le cas
dont nous parlons, on s'apperçoit d'abord du vice
des digeftions; car la langue eft fouvent fale, ou du

moins chargée à fa racine ; différens fymptômes de difpepfie accompagnent cet état , dans la phthifie au contraire , il eft rare que les digeftions & les facultés de l'ame perdent de leur vigueur, G, furtout dans les premiers degrés , &c. &c. Il fera auffi facile d'établir des différences d'après la connoiffance des caufes qui ont précédé , & celle de la nature des malades.

145. Tantôt ce font l'eftomac & le tube inteftinal qui affectés les premiers , entraînent dans leur chute , par confentement , toutes les autres parties du corps; tantôt ce font ces parties affectées les premieres , ce font les nerfs, c'eft le fang altéré dans fa confiftance , qui, par ce même *confenfus* , vicient les organes digeftifs; et cette belle doctrine du pere de la médecine , que la philofophie a toujours refpectée , & qui eft , en petit , l'image fidelle de l'harmonie de l'univers, l'homme de l'art doit fans ceffe la méditer pour favoir par où doit commencer fon miniftere.

146. Les individus fuivans font ceux qui ont l'eftomac le premier affecté :

1°. Ceux qui ont paffé une bonne partie de leur vie dans des feftins continuels, ou dans une bonne chere habituelle qui tenoit lieu d'appétit.

2°. Ceux qui , fans confumer beaucoup d'alimens folides, ont fait un grand ufage des liqueurs fermentées. 3.° Ceux

3°. Ceux qui faute de bons alimens, fe font nourris de fubftances indigeftes, & d'un pain fait avec des grains avariés.

4°. Ceux qui ont fait un grand ufage des boiffons tiédes, & des infufions de plantes fédatives.

Tous ces individus finiffent par tomber dans l'anorexie ; & la polyfarcie des uns fait place, infenfiblement, au marafme & à tous les fymptômes dont nous avons parlé.

147. Les vifceres digeftifs font viciés *poftérieurement*, dans les cas fuivans :

A. Après les grandes hémorragies, après les grandes fuppurations, & après les flux immodérés de tout genre, tels que la ménorrhagie, la leuchorrhœe, les hémorroïdes excédentes, l'hæmatemefe, la dyfenterie, le dyabête, la gonorrœe, le flux immodéré de liqueur féminale, l'alaitement difficile, ou trop continué, & même le catarre long-tems prolongé.

B. Après la fuppreffion des flux qui font utiles, comme dans l'amenorrhœe ; après la fuppreffion des hémorroïdes, quand elles ont long-tems coulé, après l'ufage imprudent des aftringens dans un flux quelconque inteftinal.

C. Après les maladies graves, & fur-tout après les typhes.

D. Après un état de l'ame, long-tems trifte & pénible.

E. Enfin, telle eft auffi la maladie de ces hommes qui, pour me fervir de l'éloquente expreffion

O

d'Arété, s'occupent, jour & nuit, du bonheur de
leurs femblables, dans la recherche de la vérité,
de ceux qui, méprifant les richeffes & les commo-
dités qu'elles offrent, ont pour alimens délicats la
faim, l'eau pure pour boiffon, la terre pour lit,
une tunique déchirée pour vêtement, & pour tout
bien, toute ambition, l'amour de la fageffe. (*)
Dans ces trois dernieres circonftances C, D, E, il s'eft
fait un flux immodéré de ce qui conftitue l'énergie
vitale; dans la premiere, A, la déperdition du gluten
qui fert de lien aux matieres qui compofent le
fang, & qui eft le fiége de l'irritabilité, altére les fucs
digeftifs, & relâche tous les folides; dans la feconde,
B, il en réfulte tous les maux qui naiffent de la pléthore
& de la retention des matieres inutiles ou nuifibles.

148. Cette fauffe phthifie peut auffi être reconnue
d'après les âges & les tems auxquels elle fe manifefte
plus communément. Les enfans y font moins fujets que
les adultes, ceux-ci moins que l'âge viril, & l'âge viril
moins que la vieilleffe; elle commence auffi plus fréquemment en automne que dans les autres faifons
de l'année.

149. Sa guérifon eft pareillement difficile en raifon directe des âges; il faut donc, quand on veut
l'entreprendre, faire attention à ceux-ci, & aux
caufes qui ont produit la maladie; de même que
dans la phthifie vraie, il faut auffi en diftinguer les

(*) De Sign. & cauf. diuturn. Morb. L. 11. Stomac. affectus.

degrés , & appliquer à chacun d'eux la méthode qui lui convient.

Dans le cas , §. 146 , nous diftinguerons deux tems , celui où la maladie commence , & celui où elle eft déjà enracinée , où tous les fucs font viciés ; dans le premier tems , le régime tempérant & délayant , prudemment accompagné des évacuans convenables , me paroît abfolument indiqué ; il eft même à préfumer que c'eft dans cette maladie , que quelques auteurs anciens , & du moyen âge , ont prétendu que la faburre des premieres voies pouvoit faire naître la phthifie par le tranfport des matieres crues dans les poumons , & par l'altération de la lymphe , & qu'en conféquence , ils ont récommandé les évacuans de tout genre comme fpécifiques. (*).

Quand les premieres voies ont été fuffifamment nétoyées , que les acides , s'il y en a , ont été abforbés , il convient d'employer , petit-à-petit , un régime tonique fuffifant & approprié aux circonftances , ce moyen joint à la fobriété , étant le feul capable de rétablir l'équilibre entre les diverfes fonctions de qui dépend la fanté.

150. Dans le cas , §. 147 , il faut d'abord remédier aux flux , & éviter les caufes qui les produi-

─────────

(*) Hippocr. de loc. in hom. C. XIII. Cælius aurel. Morb. Chron. L. III. C. XIV. Ettmuler. fievre hétique, Sidenham. *preceffus integri. phtifis.*

fent. Dans les commencemens, le régime tempérant, joint aux évacuations que peuvent indiquer les circonstances, mais seulement quand les digestions sont déja viciées, est indispensable ; car si l'on commençoit la cure par les nourrissans énergiques, on accableroit son malade au lieu de le soulager. Ensuite, il faut pareillement venir peu-à-peu au régime tonique, comme dans le premier cas.

151. Dans l'une & l'autre circonstance, quand le mal a pris des racines profondes, & que le malade est avancé en âge, il y a peu de ressources, & nous devons, presque toujours, nous borner à modérer les symptômes les plus urgens.

152. Hippocrate, où celui qui a écrit, sous son nom, le Livre *de morbis*, nous donne, en peu de mots, le traitement général de la phthisie par épuisement, sous le titre de *Tabes dorsalis*. Voici comment il s'exprime : *Quum ita habuerit (Tabe dorsali correptus), si per exordia curandum susceperis, fomento toti corpori admoto, medicamentum per superiora purgans bibendum dato, posteaque caput purgato ; deinde vero deorsum purgans exibeto : at curationem vere maxime aggredi velis ; posteaque serum aut lac asininum propinato. Lac vero bubulum per quadraginta dies bibendum exhibeto : vesperi autem, quamdiu lac potat, alicam sorbendam dato ; a cibis autem abstineat : quum vero a lactis potu cessaverit, mollibus cibis, a paucis initio ducto, eum reficito.*

& quam maxime piguem reddito. Per annum cra-
pula, venere, & immoderatis exercitationibus abfti-
neat ; praeterquam deambulationibus in quibus frigora,
& folem vitet : tepida autem lavet. (*).

L'auteur de cet écrit a particuliérement eu en
vue la confomption qui vient à la fuite de la trop
grande déperdition de liqueur féminale ; cependant
comme toùs les *profluvia* opérent le même effet en
privant le corps de la fubftance glutineufe néceffaire
à la nutrition, à l'irritabilité, & par conféquent à
la vie, fes paroles peuvent s'appliquer à toutes les
confomptions qui ont été précédées de quelques-uns
des *profluvia* mentionnés §. 147, A; mais de combien de
dangers elles feroient fuivies fi le praticien en faifoit
directement & indiftinctement l'application ! Nous
avons à regretter de ne trouver fouvent, dans les
écrits des anciens, que le précis des faits qu'ils ont
bien obfervés, & ce, fans diftinction des cas qui
modifient néceffairement les regles de pratique.

Ainfi, à la fuite des flux fpermatiques, ne feroit-il
pas fouvent imprudent de commencer la cure par
les évacuans énergiques ? L'éloignement des caufes,
l'emploi gradué des analeptiques & des toniques
modérés, ne doivent-ils pas fouvent précéder ? L'âge
ne mérite-t-il pas des confidérations ? Celui qui eft
avancé n'exige-t-il pas des fecours différens ?
La nourrice délicate qui tombe dans la confomp-

(*) De Morb. Lib. ii. Cap. XIX.

tion, & qui eft prefque toujours affeétée de vapeurs, ne doit-elle pas commencer par le même régime, joint à l'air de la campagne & aux adouciffans, plutôt que de provoquer encore plus la mobilité nerveufe, par les fecouffes des purgatifs, ainfi que des médicaftres ne le font que trop fouvent? fans doute, l'eftomac & les inteftins font toujours affectés, & il faut que les premieres voies foient nettes: mais que de délicateffe dans le choix des laxatifs, ou dans celui des purgatifs !

J'ai traité, dans les hôpitaux, des vingt à trente malades à la fois, tous attaqués d'affeétions catarrales qui duroient depuis plufieurs mois, & qui avoient mis le malade dans une maigreur extrême. Le régime analeptique feul, §. 136, joint, de tems à autre, à quelques laxatifs, leur a rendu leur premiere corpulence. Il en eft de même des confomptions qui arrivent après les autres flux ; au milieu des regles générales, elles font toutes foumifes à des exceptions particulieres.

Le choix des alimens par lefquels il faut commencer, n'eft pas toujours, non plus, facile à faire: les anciens faifoient comme nous, ou nous faifons comme eux. Dans les maux difficiles, le lait étoit leur ANCRE SACRÉE, & il eft auffi prefque toujours la nôtre. Eft-ce avec fondement ? Nous avons déja eu lieu de parler des mauvais effets que produit quelquefois le lait, §. 63 ; s'il les produit ici, n'eft-il

pas évident que l'analogie nous a trompé , & que
nous devons en abandonner l'usage , pour recourir
à un autre aliment léger & également nourrissant ,
tel que le bouillon de poulet , & autres analogues.

Le passage latin que j'ai cité, & d'autres passages
épars parmi les œuvres d'Hippocrate , ont fait , de
tout tems , recommander les bains dans quelques
especes de phthisie ; les bains sont un moyen qu'on
ne doit pas négliger ; mais on pourroit écrire , sur
leur usage , un traité complet , dans lequel on dési-
gneroit quand il les faut prendre chauds , quand il
les faut prendre froids , & les cas , où il ne faut
employer qu'un des degrés de chaleur intermédiaires.
Emploierons-nous les bains froids , indistinctement ,
& comme toniques , quand la fibre est rigide , ou
quand les dimensions de la poitrine sont étroites ?
Au contraire, quand la fibre est molle , que les forces sont flasques , mettrons nous en usage les bains
tiédes ? Par quel degré de chaleur , par quelle quantité d'eau commencerons-nous ?

J'en ai dit assez pour prouver de combien de sa-
gesse doit être muni , dans tous les cas , celui qui
veut remplir dignement l'honorable mission de
Médecin. Mon dessein n'étoit pas d'entrer dans le
détail du traitement des fausses phthisies pulmonaires ; des grands maîtres en ont parlé avant moi ,
sous le titre de *Marcores*, *tabes dorsalis* , consomp-
tion , &c. ; on peut consulter leurs écrits , & sur-
tout ceux de Morton , & de M. Tissot.

CONCLUSION.

Je crois donc que la folution de la queftion propofée eft dans la diftinction exacte de la vraie phthifie, d'avec les fymptômes qui la fimulent, dans la
defcription analytique de celle-ci, & dans la différence effentielle de la conftitution de chaque malade. Il eft encore une multitude de détails dans
lefquels il m'eût fallu entrer fi j'avois voulu faire un
traité complet fur la phthifie, malgré lefquels toutefois, je n'aurois pas faifi tous les cas ; car pour me
fervir des paroles de Bennet : » *Nec prefidia, nec*
» *non naturalia in genere adhibere poffibile eft* ».
(*) Mais c'eft au jugement du médecin à découvrir les nuances placées entre les principes généraux ;
elles ne peuvent être l'objet d'une differtation.

On pourroit defirer auffi que j'euffe placé dans
chaque chapitre, une obfervation pratique qui con-
firmât la méthode que j'y propofe, ainfi que le font
quelques auteurs ; mais indépendamment du peu
d'utilité réelle qu'on retire de ce prétendu furcroît
de confiance, que tous les fyftêmatiques ont foin de
donner à leurs écrits, cette marche m'entraîneroit
trop loin, & les hommes probes fe perfuaderont
aifément que je ne fuis pas fi ennemi de mes femblables, que d'écrire fur une matiere auffi férieufe,
d'après ma feule fantaifie. Dans le fait, ayant traité
plufieurs phthifiques, & en traitant encore, en ce
moment, à l'hôpital de Marfeille, j'ai décrit, mot
par mot, la méthode que j'emploie, & que je vois
leur être utile. Si je n'ai pas atteint le but, j'ai du
moins écrit de bonne-foi, non pour une vaine glo-
riole, mais pour rendre à la patrie tous les efforts
que je lui dois, & pouvoir dire, à chaque inftant :
ET MOI AUSSI, JE SUIS CITOYEN.

(*) Theat. tabid. p. 114.

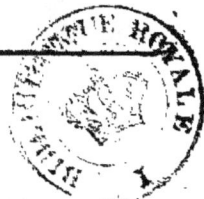

FIN.

www.ingramcontent.com/pod-product-compliance
Lightning Source LLC
Chambersburg PA
CBHW071906200326
41519CB00016B/4516